U0324829

NEIKEXUE LINCHUANG SIWEI YU HULI JINZHAN

内科学临床思维与护理进展

主编　李　颖　张庆强　刘士安　褚衍青

上海交通大學出版社
SHANGHAI JIAO TONG UNIVERSITY PRESS

内容提要

本书详细地介绍了内科常见病和多发病，并主要论述了疾病的病因病理、发病机制、临床表现、辅助检查、诊断方法、鉴别诊断和治疗策略；针对护理方面，则重点讲解了护理评估、护理诊断、护理措施、护理评价等内容。全书资料翔实，结构合理，可供各级医疗机构的内科医师、基层医务人员及医学院校学生借鉴与参考。

图书在版编目（CIP）数据

内科学临床思维与护理进展 / 李颖等主编. --上海 ：上海交通大学出版社，2023.12

ISBN 978-7-313-29399-2

Ⅰ. ①内… Ⅱ. ①李… Ⅲ. ①内科学－研究②护理学－研究 Ⅳ. ①R5②R47

中国国家版本馆CIP数据核字（2023）第169741号

内科学临床思维与护理进展

NEIKEXUE LINCHUANG SIWEI YU HULI JINZHAN

主　　编：李　颖　张庆强　刘士安　褚衍青

出版发行：上海交通大学出版社

地　　址：上海市番禺路951号

邮政编码：200030

电　　话：021-64071208

印　　制：广东虎彩云印刷有限公司

经　　销：全国新华书店

开　　本：710mm × 1000mm　1/16

印　　张：11.5

字　　数：200千字

插　　页：2

版　　次：2023年12月第1版

印　　次：2023年12月第1次印刷

书　　号：ISBN 978-7-313-29399-2

定　　价：198.00元

编委会 Editorial Committee

◎ 主　编

李　颖　张庆强　刘士安　褚衍青

◎ 副主编

阮春红　迟丹丹　黄　芳　杨　荣

◎ 编　委（按姓氏笔画排序）

刘士安（山东省济南市天桥区大桥镇卫生院）

阮春红（中南大学湘雅三医院）

李　颖（中南大学湘雅三医院）

杨　荣（新疆医科大学第五附属医院）

迟丹丹（山东中医药大学第二附属医院）

张庆强（山东省汶上县疾病预防控制中心）

季亚清（山东省青岛市第八人民医院）

郭锦平（锦州医科大学附属第一医院）

黄　芳（江苏省无锡市人民医院）

董倩倩（中国人民解放军联勤保障部队第九六〇医院）

褚衍青（山东省枣庄市精神卫生中心）

潘士双（锦州医科大学附属第一医院）

薛　芬（河南省南阳市第一人民医院）

主编简介

◎李颖

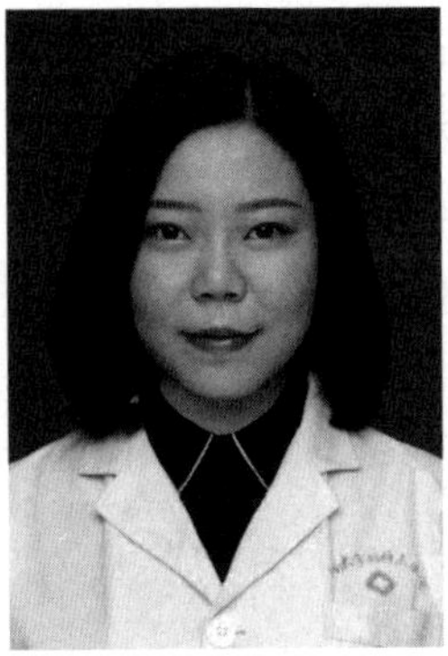

医学博士，毕业于湘雅医学院血液学专业。现就职于中南大学湘雅三医院，兼任全国高等医学教育学会临床医学教育研究会诊断学分会青年委员、中国医药教育协会专业委员会委员、湖南省老年医学学会血液分会委员。擅长血液系统恶性疾病、出凝血疾病等疾病的诊治。发表论文7篇，出版著作2部。

FOREWORD 前言

内科学是研究疾病的病因、诊断、治疗和预后的学科，涉及面广、整体性强，是现代医学的重要组成部分。近年来，随着科学技术的不断进步，医学也进入了快速发展的新时代，内科学作为四大临床医学学科之一，在疾病诊疗与健康恢复过程中发挥着越来越重要的作用。人口老龄化的逐渐加剧，慢性疾病发病率的逐年上升，都对内科临床医务人员提出了更大的挑战；并且，为了患者更快、更好地恢复，还需要专业的护理，以达到事半功倍的效果。细胞生物学、分子生物学、现代制药业、医疗器械以及生物材料学等学科迅猛发展，临床影像学和介入技术的不断改进，新型药物的不断涌现，生物-心理-社会医学模式的转变，医学界对内科学各个方面的认识也在不断深入。因此，更新内科学相关知识，掌握内科学的新理论、护理学的新技能就显得尤为重要。《内科学临床思维与护理进展》一书正是在此背景下编写的，旨在总结临床工作经验，普及内科学及相关护理学新进展，满足医务人员的工作需要。

本书由长期从事内科学基础研究的学者和内科临床一线工作的医护人员共同编写而成，详细地介绍了内科常见病和多发病，并主要论述了疾病的病因病理、发病机制、临床表现、辅助检查、诊断方法、鉴别诊断和治疗策略。针对护理方面，则重点讲解了护理评估、护理诊断、护理措施、护理评价等内容。全书资料翔实，结构合理，语句精练，不仅吸收了国内外内科学的最新成果，还充分体现了实用性、先进性、科学性、预见性、权威性，可供各级医疗机构的内科医师、基层医护人员及医学院校学生借鉴与参考。也可以作为患者了解疾病相关知识的案头书。

由于内科各临床领域涉及范围非常广泛，诊疗方法及护理措施等日新月异，加之编者们编写时间紧张、编写经验有限，故书中可能存在不足甚或谬误之处，恳请广大读者见谅，并望批评指正。

《内科学临床思维与护理进展》编委会

2023年5月

CONTENTS 目录

第一章　内科疾病常见症状 …………………………………… (1)

第一节　发热 …………………………………… (1)

第二节　胸痛 …………………………………… (8)

第三节　心悸 …………………………………… (10)

第四节　发绀 …………………………………… (14)

第五节　恶心与呕吐 …………………………………… (17)

第六节　眩晕 …………………………………… (20)

第七节　头痛 …………………………………… (26)

第八节　血尿 …………………………………… (32)

第二章　内科常用护理技术 …………………………………… (36)

第一节　皮下注射 …………………………………… (36)

第二节　皮内注射 …………………………………… (38)

第三节　肌内注射 …………………………………… (41)

第四节　静脉注射 …………………………………… (44)

第五节　口腔护理技术 …………………………………… (46)

第六节　排痰技术 …………………………………… (50)

第七节　洗胃术 …………………………………… (56)

第八节　导尿技术 …………………………………… (58)

第九节　铺床技术 …………………………………… (61)

第三章　内科常见疾病诊疗 …………………………………………………… (66)
第一节　中暑 ………………………………………………………………… (66)
第二节　晕动病 ……………………………………………………………… (69)
第三节　猝死 ………………………………………………………………… (70)
第四节　窦性心动过缓 ……………………………………………………… (79)
第五节　急性胃炎 …………………………………………………………… (81)
第六节　慢性胃炎 …………………………………………………………… (85)
第七节　急性肾小球肾炎 …………………………………………………… (99)
第八节　慢性肾小球肾炎 ………………………………………………… (108)
第九节　风疹 ……………………………………………………………… (115)
第十节　麻疹 ……………………………………………………………… (119)
第四章　内科常见疾病护理 ………………………………………………… (122)
第一节　急性呼吸道感染 ………………………………………………… (122)
第二节　慢性支气管炎 …………………………………………………… (127)
第三节　支气管哮喘 ……………………………………………………… (131)
第四节　支气管扩张 ……………………………………………………… (135)
第五节　肺炎 ……………………………………………………………… (140)
第六节　三叉神经痛 ……………………………………………………… (152)
第七节　帕金森病 ………………………………………………………… (161)
第八节　面神经炎 ………………………………………………………… (172)
参考文献 ……………………………………………………………………… (176)

第一章

内科疾病常见症状

第一节 发 热

一、概述

正常人体的体温在体温调节中枢的控制下，人体的产热和散热处于动态平衡之中，维持人体的体温在相对恒定的范围之内，腋窝下所测的体温为 36～37 ℃；口腔中舌下所测的体温为36.3～37.2 ℃；肛门内所测的体温为 36.50～37.7 ℃。在生理状态下，不同的个体、不同的时间和不同的环境，人体体温会有所不同。①不同个体间的体温有差异：儿童由于代谢率较高，体温可比成年人高；老年人代谢率低，体温比成年人低。②同一个体体温在不同时间有差异：正常情况下，人体体温在早晨较低，下午较高；妇女体温在排卵期和妊娠期较高，月经期较低。③不同环境下的体温亦有差异：运动、进餐、情绪激动和高温环境下工作时体温较高，低温环境下工作时体温较低。在病理状态下，人体产热增多，散热减少，体温超过正常时，就称为发热。发热持续时间在 2 周以内为急性发热，超过 2 周为慢性发热。

(一)病因

引起发热的病因很多，按有无病原体侵入人体分为感染性发热和非感染性发热两大类。

1.感染性发热

各种病原体侵入人体后引起的发热称为感染性发热。引起感染性发热的病原体有细菌、病毒、支原体、立克次体、真菌、螺旋体及寄生虫等。病原体侵入机体后可引起相应的疾病，不论急性还是慢性、局限性还是全身性均可引起发热。病原体及其代谢产物或炎性渗出物等外源性致热原,在体内作用致热原细胞如中性粒细胞、单核细胞及巨噬细胞等,使其产生并释放白细胞介素-1、干扰素、肿瘤坏死因子和炎症蛋白-1 等而引起发热。感染性发热占发热病因的 50%～60%。

2.非感染性发热

由病原体以外的其他病因引起的发热称为非感染性发热。常见于以下原因。

(1)吸收热:由于组织坏死,组织蛋白分解和坏死组织吸收引起的发热称为吸收热。①物理和机械因素损伤:大面积烧伤、内脏出血、创伤、大手术后,骨折和热射病等。②血液系统疾病:白血病、恶性淋巴瘤、恶性组织细胞病、骨髓增生异常综合征、多发性骨髓瘤、急性溶血和血型不合输血等。③肿瘤性疾病:各种恶性肿瘤。④血栓栓塞性疾病:静脉血栓形成,如静脉、股静脉和髓静脉血栓形成。动脉血栓形成,如心肌梗死、脑动脉栓塞、肠系膜动脉栓塞和四肢动脉栓塞等。微循环血栓形成,如溶血性尿毒综合征和血栓性血小板减少性紫癜。

(2)变态反应性发热:变态反应产生时形成外源性致热原抗原抗体复合物,激活了致热原细胞,使其产生并释放白细胞介素-1、干扰素、肿瘤坏死因子和炎症蛋白-1 等引起的发热。如风湿热、药物热、血清病和结缔组织病等。

(3)中枢性发热:有些致热因素不通过内源性致热原而直接损害体温调节中枢,使体温调定点上移后发出调节冲动,造成产热大于散热,体温升高,称为中枢性发热。①物理因素:如中暑等。②化学因素:如重度安眠药中毒等。③机械因素:如颅内出血和颅内肿瘤细胞浸润等。④功能性因素:如自主神经功能紊乱和感染后低热。

(4)其他:如甲状腺功能亢进症,脱水等。

发热都是由于致热因素的作用使人体产生的热量超过散发的热量,引起体温升高超过正常范围。

(二)发生机制

1.外源性致热原的侵入

各种致病的微生物或它们的毒素、抗原抗体复合物、淋巴因子、某些致炎物质(如尿酸盐结晶和硅酸盐结晶)、某些类固醇、肽聚糖和多核苷酸等外源性致热原多数是大分子物质,侵入人体后不能通过血-脑屏障作用于体温调节中枢,但可通过激活血液中的致热原细胞产生白细胞介素-1 等。白细胞介素-1 等的产生:在各种外源性致热原侵入人体内后,能激活血液中的中性粒细胞,单核-巨噬细胞和嗜酸性粒细胞等，产生白细胞介素-1，干扰素、肿瘤坏死因子和炎症蛋白-1。其中研究最多的是白细胞介素-1。

2.白细胞介素-1 的作用部位

（1）脑组织：白细胞介素-1 可能通过下丘脑终板血管器（此处血管为有孔毛细血管）的毛细血管进入脑组织。

（2）POAH 神经元：白细胞介素-1 亦有可能通过下丘脑终板血管器毛细血管到达血管外间隙（即血脑屏腌外侧）的 POAH 神经元。

3.发热的产生

白细胞介素-1 作用于 POAH 神经元或在脑组织内再通过中枢介质引起体温调定点上移，体温调节中枢再对体温重新调节，发出调节命令，一方面可能通过垂体内分泌系统使代谢增加和域通过运动神经系统使骨骼肌阵缩（即寒战），引起产热增加；另一方面通过交感神经系统使皮肤血管和立毛肌收缩，排汗停止，散热减少。这几方面作用使人体产生的热量超过散发的热量，体温升高，引起发热，一直达到体温调定点的新的平衡点。

二、发热的诊断

（一）发热的程度诊断

（1）低热：人体的体温超过正常，但低于 38 ℃。

（2）中度热：人体的体温为 38.1～39 ℃。

（3）高热：人体的体温为 39.1～41 ℃。

（4）过高热：人体的体温超过 41 ℃。

（二）发热的分期诊断

1.体温上升期

此期为白细胞介素-1 作用于 POAH 神经元或在脑组织内再通过中枢介质引起体温调定点上移，体温调节中枢对体温重新调节，发出调节命令，可通过代谢增加，骨骼肌阵缩（寒战），使产热增加；皮肤血管和立毛肌收缩，使散热减少。因此，产热超过散热使体温升高。体温升高的方式有骤升和缓升两种。

（1）骤升型：人体的体温在数小时内达到高热或以上，常伴有寒战。

（2）缓升型：人体的体温逐渐上升在几天内达高峰。

2.高热期

此期为人体的体温达到高峰后的时期，体温调定点已达到新的平衡。

3.体温下降期

此期由于病因已被清除，体温调定点逐渐降到正常，散热超过产热，体温逐渐恢复正常。与体温升高的方式相对应的有两种体温降低的方式。

(1)骤降型：人体的体温在数小时内降到正常，常伴有大汗。

(2)缓降型：人体的体温在几天内逐渐下降到正常。体温骤升和骤降的发热常见疟疾、大叶性肺炎、急性肾盂肾炎和输液反应。体温缓升缓降的发热常见于伤寒和结核。

(三)发热的分类诊断

1.急性发热

发热的时间在 2 周以内为急性发热。

2.慢性发热

发热的时间超过 2 周为慢性发热。

(四)发热的热型诊断

把不同时间测得的体温数值分别记录在体温单上，将不同时间测得的体温数值按顺序连接起来，形成体温曲线，这些曲线的形态称热型。

1.稽留热

人体的体温维持在高热和以上水平达几天或几周。常见大叶性肺炎和伤寒高热期。

2.弛张热

人体的体温在一天内都在正常水平以上，但波动范围在 2 ℃以上。常见化脓性感染、风湿热、败血症等。

3.间歇热

人体的体温骤升到高峰后维持几小时，再迅速降到正常，无热的间歇时间持续一到数天，反复出现。常见于疟疾和急性肾盂肾炎等。

4.波状热

人体的体温缓升到高热后持续几天后，再缓降到正常，持续几天后再缓升到高热，反复多次。常见于布鲁杆菌病。

5.回归热

人体的体温骤升到高热后持续几天后，再骤降到正常，持续几天后在骤升到高热，反复数次。常见恶性淋巴瘤和部分恶性组织细胞病等。

6.不规则热

人体的体温可高可低，无规律性。常见于结核病，风湿热等。

三、发热的诊断方法

（一）详细询问病史

1.现病史

（1）起病情况和患病时间：发热的急骤和缓慢，发热持续时间。急性发热常由于细菌、病毒、肺炎支原体、立克次体、真菌、螺旋体及寄生虫等致病微生物感染所致。其他有结缔组织病、急性白血病、药物热等，长期发热的原因，除中枢性原因外，还可包括以下四大类：①感染是长期发热最常见的原因，常见于伤寒、副伤寒、亚急性感染性心内膜炎、败血症、结核病、阿米巴肝病、黑热病、急性血吸虫病等，在各种感染中，结核病是主要原因之一，特别是某些肺外结核，如深部淋巴结结核、肝结核；②造血系统的新陈代谢率较高，有病理改变时易引起发热，如非白血性白血病、深部恶性淋巴瘤、恶性组织细胞病等；③结缔组织疾病如播散性红斑狼疮、结节性多动脉炎、风湿热等疾病，可成为长期发热的疾病；④恶性肿瘤增长迅速，当肿瘤组织崩溃或附加感染时则可引起长期发热，如肝癌、结肠癌等早期常易漏诊。

（2）病因和诱因：常见的有流行性感冒、其他病毒性上呼吸道感染、急性病毒性肝炎、流行性乙型脑炎、脊髓灰质炎、传染性单核细胞增多症、流行性出血热、森林脑炎、传染性淋巴细胞增多症、麻疹、风疹、流行性腮腺炎、水痘、肺炎支原体肺炎、肾盂肾炎、胸膜炎、心包炎、腹膜炎、血栓性静脉炎、丹毒、伤寒、副伤寒、亚急性感染性心内膜炎、败血症、结核病、阿米巴肝病、黑热病、急性血吸虫病、钩端螺旋体病、疟疾、阿米巴肝病、急性血吸虫病、丝虫病、旋毛虫病、风湿热。药热、血清病、系统性红斑狼疮、皮肌炎、结节性多动脉炎、急性胰腺炎、急性溶血、急性心肌梗死、脏器梗死或血栓形成，体腔积血或血肿形成，大面积烧伤，白血病、恶性淋巴瘤、癌、肉瘤、恶性组织细胞病、痛风发作、甲状腺危象、重度脱水、热射病、脑出血、白塞病、高温下工作等。

（3）伴随症状：有寒战、结膜充血、口唇疱疹、肝脾大、淋巴结肿大、出血、关节肿痛、皮疹和昏迷等。发热的伴随症状越多，越有利于诊断或鉴别诊断，所以应尽量询问和采集发热的全部伴随症状。寒战常见于大叶肺炎、败血症、急性胆囊炎、急性肾盂肾炎、流行性脑脊髓膜炎、疟疾、钩端螺旋体病、药物热、急性溶血或输血反应等。结膜充血多见于麻疹、咽结膜热、流行性出血热、斑疹伤寒、钩端螺旋体病等。口唇单纯疱疹多出现于急性发热性疾病，如大叶肺炎、流行性脑脊髓膜炎、间日疟、流行性感冒等。淋巴结肿大见于传染性单核细胞增多症、风疹、淋巴结结核、局灶性化脓性感染、丝虫病、白血病、淋巴瘤、转移癌等。

肝脾大常见于传染性单核细胞增多症、病毒性肝炎、肝及胆管感染、布鲁杆菌病、疟疾、结缔组织病、白血病、淋巴瘤及黑热病、急性血吸虫病等。出血可见于重症感染及某些急性传染病，如流行性出血热、病毒性肝炎、斑疹伤寒、败血症等。也可见于某些血液病，如急性白血病、重型再生障碍性贫血、恶性组织细胞病等。关节肿痛常见于败血症、猩红热、布鲁杆菌病、风湿热、结缔组织病、痛风等。皮疹常见于麻疹、猩红热、风疹、水痘、斑疹伤寒、风湿热、结缔组织病、药物热等。昏迷发生在发热之后者常见于流行性乙型脑炎、斑疹伤寒、流行性脑脊髓膜炎、中毒性菌痢、中暑等；昏迷发生在发热前者见于脑出血、巴比妥类中毒等。

2.既往史和个人史

如过去曾患的疾病、有无外伤、做过何种手术、预防接种史和过敏史等。个人经历：如居住地、职业、旅游史和接触感染史等。职业：如工种、劳动环境等。发病地区及季节，对传染病与寄生虫病特别重要。某些寄生虫病如血吸虫病、黑热病、丝虫病等有严格的地区性。斑疹伤寒、回归热、白喉、流行性脑脊髓膜炎等流行于冬春季节；伤寒、乙型脑炎、脊髓灰质炎则流行于夏秋；钩端螺旋体病的流行常见于夏收与秋收季节。麻疹、猩红热、伤寒等急性传染病病愈后常有较牢固的免疫力，第二次发病的可能性甚少。中毒型菌痢、食物中毒的患者发病前多有进食不洁饮食史；疟疾、病毒性肝炎可通过输血传染。阿米巴肝病可有慢性痢疾病史。

（二）仔细全面体检

(1)记录体温曲线：每天记录 4 次体温以此判断热型。

(2)细致、精确、规范、全面和有重点的体格检查。

（三）准确的实验室检查

1.常规检查

包括三大常规（即血常规、尿常规和大便常规）、红细胞沉降率和 X 线胸片。

2.细菌学检查

可根据病情取血、骨髓、尿、胆汁、大便和脓液进行培养。

（四）针对性的特殊检查

1.骨髓穿刺和骨髓活检

对血液系统的肿瘤和骨髓转移癌有诊断意义。

2.免疫学检查

免疫球蛋白电泳、类风湿因子、抗核抗体、抗双链 DNA 抗体等。

3.影像学检查

如超声波、电子计算机 X 线体层扫描(CT)和磁共振成像(MRI)下摄像仪检查。

4.淋巴结活检

对淋巴组织增生性疾病的确诊有诊断价值。

5.诊断性探查术

对经过以上检查仍不能诊断的腹腔内肿块可慎重采用。

四、鉴别诊断

(一)急性发热

急性发热指发热在 2 周以内者。病因主要是感染,其局部定位症状常出现在发热之后。准确的实验室检查和针对性的特殊检查对鉴别诊断有很大的价值。如果发热缺乏定位,白细胞计数不高或减低难以确定诊断的大多为病毒感染。

(二)慢性发热

1.长期发热

长期发热指中高度发热超过 2 周以上者。常见的病因有四类:即感染、结缔组织疾病、肿瘤和恶性血液病。其中以感染多见。

(1)感染:常见的原因有伤寒、副伤寒、结核、败血症、肝脓肿、慢性胆囊炎、感染性心内膜炎、急性血吸虫病、传染性单核细胞增多症、黑热病等。

感染所致发热的特点:①常伴畏寒和寒战;②白细胞数$>10\times10^9/L$、中性粒细胞$>80\%$、杆状核粒细胞$>5\%$,常为非结核感染;③病原学和血清学的检查可获得阳性结果;④抗生素治疗有效。

(2)结缔组织疾病:常见的原因有系统性红斑狼疮、风湿热、皮肌炎、贝赫切特综合征 、结节性多动脉炎等。

结缔组织疾病所致发热的特点:①多发于生育期的妇女;②多器官受累、表现多样;③血清中有高滴度的自身抗体;④抗生素治疗无效且易过敏;⑤水杨酸或肾上腺皮质激素治疗有效。

(3)肿瘤:常见各种恶性肿瘤和转移性肿瘤。肿瘤所致发热的特点:无寒战、抗生素治疗无效、伴进行性消瘦和贫血。

(4)恶性血液病:常见于恶性淋巴瘤和恶性组织细胞病。恶性血液病所致发热的特点:常伴有肝脾大、全血细胞计数减少和进行性衰竭,抗生素治疗无效。

2.慢性低热

慢性低热指低度发热超过 3 周以上者，常见的病因有器质性和功能性低热。

(1)器质性低热：①感染，常见的病因有结核、慢性泌尿系统感染、牙周脓肿、鼻旁窦炎、前列腺炎和盆腔炎等，注意进行有关的实验室检查和针对性的特殊检查对鉴别诊断有很大的价值；②非感染性发热，常见的病因有结缔组织疾病和甲亢，凭借自身抗体和毛、爪的检查有助于诊断。

(2)功能性低热：①感染后低热，急性传染病等引起高热在治愈后，由于体温调节中枢的功能未恢复正常，低热可持续数周，反复的体检和实验室检查未见异常；②自主神经功能紊乱，多见于年轻女性，一天内体温波动不超过 0.5 ℃，体力活动后体温不升反降，常伴颜面潮红、心悸、手颤、失眠等。并排除其他原因引起的低热后才能诊断。

第二节 胸 痛

胸痛主要由胸部疾病引起，少数由其他部位的病变所致，心血管系统疾病是胸痛的常见原因，但其他部位的疾病亦可引起胸痛症状，如肝脓肿等。因痛阈个体差异性大，胸痛的程度与原发疾病的病情轻重并不完全一致。

一、病因

(一)胸壁疾病

肋软骨炎、带状疱疹、流行性肌炎、颈胸椎疾病、胸部外伤、肋间神经痛和肋骨转移瘤。

(二)呼吸系统疾病

胸膜炎、肺炎、支气管肺癌和气胸。

(三)纵隔疾病

急性纵隔炎、纵隔肿瘤、纵隔气肿。

(四)心血管疾病

心绞痛、心肌梗死、心包炎、胸主动脉瘤、肺栓塞和夹层动脉瘤等。

(五)消化系统疾病

食管炎、胃十二指肠溃疡、胆囊炎、胰腺炎等。

(六)膈肌疾病

膈疝、膈下脓肿。

(七)其他

骨髓瘤、白血病胸骨浸润、心脏神经官能症等。

二、临床表现

(一)发病年龄

青壮年胸痛,应注意结核性胸膜炎、自发性气胸、心肌炎、心肌病、风湿性心瓣膜病;年龄在 40 岁以上患者还应注意心绞痛、心肌梗死与肺癌。

(二)胸痛部位

(1)局部有压痛,炎症性疾病,尚伴有局部红、肿、热表现。

(2)带状疱疹是成簇水疱沿一侧肋间神经分布伴剧痛,疱疹不越过体表中线。

(3)非化脓性肋骨软骨炎多侵犯第 1～2 肋软骨,对称或非对称性,呈单个或多个肿胀隆起,局部皮色正常,有压痛,咳嗽、深呼吸或上肢大幅度活动时疼痛加重。

(4)食管及纵隔病变,胸痛多位于胸骨后,进食或吞咽时加重。

(5)心绞痛和心肌梗死的疼痛多在心前区与胸骨后或剑突下,疼痛常放射至左肩、左臂内侧,达环指与小指,亦可放射于左颈与面颊部,患者误认为牙痛。

(6)夹层动脉瘤疼痛位于胸背部,向下放射至下腹、腰部及两侧腹股沟和下肢。

(7)自发性气胸、胸膜炎和肺梗死的胸痛多位于患侧腋前线与腋中线附近,后二者如累及肺底、膈胸膜,则疼痛也可放射于同侧肩部。肺尖部肺癌(肺上沟癌、Pancoast 癌)以肩部、腋下痛为主,疼痛向上肢内侧放射。

(三)胸痛性质

(1)带状疱疹呈刀割样痛或灼痛,剧烈难忍。

(2)食管炎则为烧灼痛。

(3)心绞痛呈绞窄性并有重压窒息感。

(4)心肌梗死则疼痛更为剧烈并有恐惧、濒死感。

(5)纤维素性胸膜炎常呈尖锐刺痛或撕裂痛。

(6)肺癌常为胸部闷痛，而 Pancoast 癌则呈火灼样痛，夜间尤甚。

(7)夹层动脉瘤为突然发生胸背部难忍撕裂样剧痛。

(8)肺梗死亦为突然剧烈刺痛或绞痛。常伴呼吸困难及发绀。

(四)持续时间

(1)平滑肌痉挛或血管狭窄缺血所致疼痛为阵发性。

(2)炎症、肿瘤、栓塞或梗死所致疼痛呈持续性。如心绞痛发作时间短暂，而心肌梗死疼痛持续时间很长且不易缓解。

(五)影响胸痛因素

影响胸痛因素包括诱因、加重与缓解。劳累、体力活动、精神紧张可诱发心绞痛发作，休息、含服硝酸甘油或硝酸异山梨酯，可使心绞痛缓解，而对心肌梗死疼痛则无效。胸膜炎和心包炎的胸痛则可因深呼吸和咳嗽而加剧。反流性食管炎的胸骨后灼痛，饱餐后出现，仰卧或俯卧位加重，服用抗酸剂和促动力药多潘立酮或西沙必利后可减轻或消失

三、胸痛伴随症状

(1)胸痛伴吞咽困难或咽下痛者，提示食管疾病，如反流性食管炎。

(2)胸痛伴呼吸困难者，提示较大范围病变，如大叶性肺炎、自发性气胸、渗出性胸膜炎和肺栓塞等。

(3)胸痛伴面色苍白、大汗、血压下降或休克表现时，多考虑心肌梗死、夹层动脉瘤、主动脉窦瘤破裂和大块肺栓塞等。

第三节 心　悸

一、概述

心悸是人们主观感觉心跳或心慌，患者主诉心脏像擂鼓样，心脏停搏，心慌不稳等，常伴心前区不适，是由心率过快或过缓、心律不齐、心肌收缩力增强或神经敏感性增高等因素引起。一般健康人仅在剧烈运动、神经过度紧张或高度兴

奋时才会有心悸的感觉，神经官能症或处于焦虑状态的患者即使没有心律失常或器质性心脏病，也常以心悸为主诉而就诊，而某些患器质性心脏病者或出现频发性期前收缩，甚至心房颤动而并不感觉心悸。

二、诊断

(一)临床表现

由于心律失常引起的心悸，在检查患者的当时心律失常不一定存在，因此务必让患者详细陈述发病的缓急、病程的长短；发生心悸当时的主观症状，如有无心脏活动过强、过快、过慢、不规则的感觉；持续性或阵发性；是否伴有意识改变；周围循环状态如四肢发冷、面色苍白及发作持续时间等；有无多食、怕热、易出汗、消瘦等；心悸发作的诱因与体位、体力活动、精神状态及麻黄碱、胰岛素等药物的关系。体检重点检查有无心脏疾病的体征，如心脏杂音、心脏扩大及心律改变，有无血压增高、脉压增宽、动脉枪击音、水冲脉等高动力循环的表现，注意甲状腺是否肿大、有无突眼、震颤、杂音及有无贫血的体征。

(二)辅助检查

为明确有无心律失常存在及其性质应做心电图检查，如常规心电图未发现异常.可根据患者情况予以适当运动如仰卧起坐、蹲踞活动或 24 小时动态心电图检查，怀疑冠心病、心肌炎者给予运动负荷试验，阳性检出率较高，如高度怀疑有恶性室性心律失常者，应做连续心电图监测。如怀疑有甲状腺功能亢进、低血糖或嗜铬细胞瘤时可进行相关的实验室检查。

三、鉴别诊断

心悸的鉴别需明确其为心脏原发性节律紊乱引起还是继发循环系统以外的疾病所致，进一步需确定其为功能性还是器质性疾病导致的心悸。

(一)心律失常

1.期前收缩

期前收缩为心悸最常见的病因。不少正常人可因期前收缩的发生而以心悸就诊，心突然“悬空”“下沉”或“停顿”感是期前收缩的特征。此种感觉不但与代偿间歇的长短有关，且往往与期前收缩后的心搏出量有关。心脏病患者发生期前收缩的机会更多，心肌梗死患者如期前收缩发生在前一心搏的 T 波上，特别容易引起室性心动过速或心室颤动，应及时处理。听诊可发现心跳不规则，第一心音增强，第二心音减弱或消失，以后有一较长的代偿间歇，桡动脉搏动减弱，甚或消失，形成脉搏短细。

2.阵发性心动过速

阵发性心动过速是一种阵发性规则而快速的异位心律，具有突发、突止的特点，发作时间长短不一，心率为160～220次/分，大多数阵发性室上性心动过速是由折返机制引起，多无器质性心脏病，心动过速发作可由情绪激动、突然用力、疲劳或饱餐所致，亦可无明显诱因出现心悸、心前区不适、精神不安等，严重者可出现血压下降、头晕、乏力甚至心绞痛。室性心动过速最常发生于冠心病，尤其是发生过心肌梗死有室壁瘤的患者及心功能较差者；也可见于其他心脏病甚至无心脏病的患者。阵发性室上性心动过速和室性心动过速心电图不难鉴别，但宽 QRS 波室上性心动过速有时与室速难以区分，必要时可做心脏电生理检查。

3.心房颤动

心房颤动亦为常见心悸原因之一，特别是初发又未经治疗而心率快速者。多发生在器质性心脏病基础上。由于心房活动不协调，失去有效收缩力，加以快而不规则心室节律使心室舒张期缩短，心室充盈不足，因而心排血量不足，常可诱发心力衰竭。体征主要是心律完全不规则，心排血量甚少的心搏可引起脉搏短细，心率越快，脉搏短细越显著。心电图检查示窦性 P 波消失，出现细小而形态不一的心房颤动波，心室率绝对不齐则可明确诊断。

(二)心外因素性心悸

1.贫血

常见病因和诱因有钩虫病、溃疡病、痔、月经过多、产后出血、外伤出血等。心悸因心率代偿性增快所致，头晕、眼花、乏力、皮肤黏膜苍白，为贫血疾病的共性，贫血纠正，心悸好转。各种贫血有其特有的临床表现：可有皮肤黏膜出血、上腹部压痛、消瘦、产后出血等。血常规、血小板计数、网织红细胞计数、血细胞比容、外周血及骨髓涂片、粪检寄生虫卵等可资鉴别。

2.甲状腺功能亢进症

以20～40岁女性多见。甲状腺激素分泌过多，兴奋和刺激心脏，心悸因代谢亢进心率增快引起，稍活动，心悸明显加剧，伴手震颤、怕热、多汗、失眠、易激动、食欲亢进、消瘦；甲状腺弥漫性肿大；有细震颤和血管杂音；眼球突出，持续性心动过速。实验室检查甲状腺摄碘率升高，甲状腺抑制试验阴性，血总 T_3、T_4 升高，基础代谢率升高等。

3.休克

由于全身组织灌注不足，微循环血流减少，致使心率增快，出现心悸。典型临床症状为皮肤苍白，四肢皮肤湿冷，意识模糊，脉快而弱，血压明显下降，脉压小，尿量减少，二氧化碳结合力和血 pH 有不同程度的降低，收缩压下降至 10.7 kPa (80 mmHg)以下，脉压<2.7 kPa (20 mmHg)，原有高血压者收缩压较原有水平下降 30%以上。

4.高原病

多见于初入高原者，由于在海拔 3 000 m 以上，大气压和氧分压降低，引起人体缺氧，心率代偿性增快而出现心悸，伴头痛、头晕、眩晕、恶心、呕吐、失眠、疲倦、气喘、胸闷、胸痛、咳嗽、咯血色泡沫痰、呼吸困难等，严重者可出现高原性肺水肿、脑水肿。X 线检查：肺动脉段隆凸，右心室肥大，心电图见右心室肥厚及肺性P 波等；血液检查：红细胞增多，如红细胞数$>6.5\times10^{12}$/L，血红蛋白>18.5 g/L 等。

5.发热性疾病

由病毒、细菌、支原体、立克次体、寄生虫等感染引起。心悸常与发热有明显关系，热退，则心悸缓解。根据原发病不同，有其不同临床体征，血、尿、粪常规检查及 X 线、超声检查等可明确诊断。药物作用所致的心悸：肾上腺素、阿托品、甲状腺素等药物使用后心率加快，出现心悸。停药后心悸逐渐消失。临床表现除原有疾病的症状外，尚有心前区不适、面色潮红、烦躁不安、心动过速等，详细询问用药史及停药后症状消失可资鉴别。

(三)妊娠期心动过速

由于胎儿生长需要，血流量增加，流速加快，心率加快而致心悸。多见于妊娠后期，有妊娠期的变化：如子宫增大、乳房增大、呼吸困难等症状，下肢水肿、心动过速、腹部随妊娠月龄的增加而膨大，可伴有高血压，尿妊娠试验、黄体酮试验、超声检查等鉴别不难。

(四)围绝经期综合征

主要与卵巢功能衰退，性激素分泌失调有关。多发生于 45～55 岁，激素分泌紊乱、自主神经功能异常而引起心悸。主要特征为月经紊乱，全身不适，面部皮肤阵阵发红，忽冷忽热，出汗，情绪易激动，失眠，耳鸣，腰背酸痛，性功能减退等。血、尿中的雌激素及催乳素减少。促卵泡激素(FSH)与黄体生成激素(LH)增高为诊断依据。

(五)心脏神经官能症

主要由于中枢神经功能失调，影响自主神经功能，造成心脏血管功能异常。患者群多为青壮年(20～40 岁)女性，心悸与精神状态、失眠有明显关系，主诉较多。如:呼吸困难、心前区疼痛、易激动、易疲劳、失眠、多梦、头晕、头痛、记忆力差、注意力涣散、多汗、手足冷、腹胀、尿频等。X线、心电图、超声心动图等检查正常。

第四节 发 绀

一、概念

发绀是指血液中脱氧血红蛋白增多,使皮肤、黏膜呈青紫色的表现。广义的发绀还包括由异常血红蛋白衍生物(高铁血红蛋白、硫化血红蛋白)所致皮肤黏膜青紫现象。

发绀在皮肤较薄、色素较少和毛细血管丰富的部位,如口唇、鼻尖、颊部与甲床等处较为明显,易于观察。

二、病因、发生机制和临床表现

发绀的原因有血液中还原血红蛋白增多及血液中存在异常血红蛋白衍生物两大类。

(一)血液中还原血红蛋白增多

血液中还原血红蛋白增多引起的发绀,是发绀的主要原因。

血液中还原血红蛋白绝对含量增多。还原血红蛋白浓度可用血氧未饱和度表示,正常动脉血氧未饱和度为5%,静脉内血氧未饱和度为30%,毛细血管中血氧未饱和度约为前两者的平均数。每1 g血红蛋白约与1.34 mL氧结合。当毛细血管血液的还原血红蛋白量超过50 g/L(5 g/dL)时,皮肤黏膜即可出现发绀。

1.中心性发绀

由于心、肺疾病导致动脉血氧饱和度(SaO_2)降低引起。发绀的特点是全身性的,除四肢与面颊外,亦见于黏膜(包括舌及口腔黏膜)与躯干的皮肤,但皮肤温暖。中心性发绀又可分为肺性发绀和心性混血性发绀。

(1)肺性发绀:①病因见于各种严重呼吸系统疾病,如呼吸道(喉、气管、支气管)阻塞、肺部疾病(肺炎、阻塞性肺气肿、弥漫性肺间质纤维化、肺淤血、肺水肿、急性呼吸窘迫综合征)和肺血管疾病(肺栓塞、原发性肺动脉高压、肺动静脉瘘)等;②发生机制是由于呼吸功能衰竭,通气或换气功能障碍,肺氧合作用不足,致使体循环血管中还原血红蛋白含量增多而出现发绀。

(2)心性混血性发绀:①病因见于发绀型先天性心脏病,如法洛(Fallot)四联症、艾生曼格(Eisenmenger)综合征等;②发生机制是由于心与大血管之间存在异常通道,部分静脉血未通过肺进行氧合作用,即经异常通道分流混入体循环动脉血中,如分流量超过心排血量的 1/3 时,即可引起发绀。

2.外周性发绀

由于外周循环血流障碍所致,发绀特点是常见于肢体末梢与下垂部位,如肢端、耳垂与鼻尖,这些部位的皮肤温度低、发凉,若按摩或加温耳垂与肢端,使其温暖,发绀即可消失。此点有助于与中心性发绀相互鉴别,后者即使按摩或加温,青紫也不消失。此型发绀又可分为淤血性外周性发绀、真性红细胞增多症和缺血性周围性发绀 3 种。

(1)淤血性外周性发绀:①病因,如右心衰竭、渗出性心包炎、心包填塞、缩窄性心包炎、局部静脉病变(血栓性静脉炎、上腔静脉综合征、下肢静脉曲张)等;②发生机制是因体循环淤血、外周血流缓慢,氧在组织中被过多摄取所致。

(2)缺血性外周性发绀:①病因常见于重症休克;②发生机制是由于外周血管痉挛收缩,心排血量减少,循环血容量不足,血流缓慢,外周组织血流灌注不足、缺氧,致皮肤黏膜呈青紫、苍白;③局部血液循环障碍,如血栓闭塞性脉管炎、雷诺(Raynaud)病、肢端发绀症、冷球蛋白血症、网状青斑、严重受寒等,由于肢体动脉阻塞或末梢小动脉强烈痉挛、收缩,可引起局部冰冷、苍白与发绀。

(3)真性红细胞增多症:所致发绀亦属外周性,除肢端外,口唇亦可发绀。其发生机制是由于红细胞过多,血液黏稠,致血流缓慢,外周组织摄氧过多,还原血红蛋白含量增高所致。

3.混合性发绀

中心性发绀与外周性发绀并存,可见于心力衰竭(左心衰竭、右心衰竭和全心衰竭),因肺淤血或支气管-肺病变,致血液在肺内氧合不足及外周血流缓慢,毛细血管内血液脱氧过多所致。

(二)异常血红蛋白衍化物

血液中存在着异常血红蛋白衍化物(高铁血红蛋白、硫化血红蛋白),较少见。

1.药物或化学物质中毒所致的高铁血红蛋白血症

(1)发生机制:由于血红蛋白分子的二价铁被三价铁所取代,致使失去与氧结合的能力,当血液中高铁血红蛋白含量达 30 g/L 时,即可出现发绀。此种情况通常由伯氨喹、亚硝酸盐、氯酸钾、碱式硝酸铋、磺胺类、苯丙砜、硝基苯、苯胺等中毒引起。

(2)临床表现:其发绀特点是急骤出现,暂时性,病情严重,经过氧疗青紫不减,抽出的静脉血呈深棕色,暴露于空气中也不能转变成鲜红色,若静脉注射亚甲蓝溶液、硫代硫酸钠或大剂量维生素 C,均可使青紫消退。分光镜检查可证明血中高铁血红蛋白的存在。由于大量进食含有亚硝酸盐的变质蔬菜而引起的中毒性高铁血红蛋白血症,也可出现发绀,称“肠源性青紫症”。

2.先天性高铁血红蛋白血症

患者自幼即有发绀,有家族史,而无心肺疾病及引起异常血红蛋白的其他原因,身体一般健康状况较好。

3.硫化血红蛋白血症

(1)发生机制:硫化血红蛋白并不存在于正常红细胞中。凡能引起高铁血红蛋白血症的药物或化学物质也能引起硫化血红蛋白血症,但患者须同时有便秘或服用硫化物(主要为含硫的氨基酸),在肠内形成大量硫化氢为先决条件。所服用的含氮化合物或芳香族氨基酸则起触媒作用,使硫化氢作用于血红蛋白,而生成硫化血红蛋白,当血中含量达 5 g/L 时,即可出现发绀。

(2)临床表现:发绀的特点是持续时间长,可达几个月或更长时间,因硫化血红蛋白一经形成,不论在体内或体外均不能恢复为血红蛋白,而红细胞寿命仍正常;患者血液呈蓝褐色,分光镜检查可确定硫化血红蛋白的存在。

三、伴随症状

(一)发绀伴呼吸困难

常见于重症心、肺疾病和急性呼吸道阻塞、气胸等;先天性高铁是血红蛋白血症和硫化血红蛋白血症虽有明显发绀,但一般无呼吸困难。

(二)发绀伴杵状指(趾)

病程较长后出现,主要见于发绀型先天性心脏病及某些慢性肺内部疾病。

(三)急性起病伴意识障碍和衰竭

见于某些药物或化学物质急性中毒、休克、急性肺部感染等。

第五节 恶心与呕吐

恶心与呕吐是临床常见症状，恶心为上腹部不适、紧迫，欲吐伴以迷走神经兴奋的一系列症状如苍白、冷汗、流涎、心动过缓等；呕吐则是胃内容物甚至部分小肠内容物经食管至口腔再排出体外的症状。恶心多为呕吐的先兆，两者均为一复杂的反射动作，且由多种原因引起。多数为消化系统疾病所致，少数由全身疾病引起，须全面、系统问诊、查体方能做出诊断。反复持续的呕吐尚可引起严重并发症，故应予重视。

一、病因和分类

由于发病机制不完全清楚，恶心与呕吐尚无满意分类，呕吐一般分为反射性和中枢性两类。

(一)反射性呕吐

1.咽部受到刺激

如吸烟、剧咳、鼻咽部炎症或溢脓等。

2.胃、十二指肠疾病

急慢性胃肠炎、消化性溃疡、急性胃扩张或幽门梗阻、十二指肠淤滞等。

3.肠道疾病

急性阑尾炎、各型肠梗阻、急性出血坏死性肠炎、腹型过敏性紫癜。

4.肝胆胰疾病

急性肝炎、肝硬化、肝淤血、急慢性胆囊炎或胰腺炎。

5.全身性疾病

如肾输尿管结石、急性肾盂肾炎、急性盆腔炎、异位妊娠破裂等。心肌梗死、内耳迷路病变、青光眼、屈光不正等亦可出现恶心呕吐。

(二)中枢性呕吐

(1)颅内感染、各种脑炎、脑膜炎。

(2)脑血管疾病：如脑出血、脑栓塞、脑血栓形成、高血压脑病及偏头痛等。

(3)颅脑损伤：脑挫裂伤或颅内血肿。

(4)癫痫：特别是持续状态。

(5)全身疾病:可能因尿毒症、肝昏迷、糖尿病酸中毒或低血糖累及脑水肿、颅压改变等而致。

(6)药物:某些药物可因兴奋呕吐中枢而致呕吐。

二、诊断方法

(一)病史

1.呕吐的特点

先有恶心继而呕吐多为反射性呕吐,由消化系统疾病、药物、中毒等引起;恶心缺如或很轻,呕吐剧烈呈喷射状为中枢性呕吐的特征,多由于颅内高压引起,患者常有头痛、脉缓;精神性呕吐,恶心轻微,呕吐不费力。

2.呕吐的时间

晨起恶心、呕吐见于早孕、尿毒症、乙醇中毒及鼻窦炎;晚上呕吐则见于幽门梗阻,呈朝食暮吐特征;餐后即吐、群体发病多为食物中毒;餐后或数餐之后呕吐见于胃潴留、胃轻瘫。

3.呕吐物性质

含隔顿、隔夜食物者提示幽门梗阻,一般不含胆汁;含大量胆汁则梗阻平面多在十二指肠乳头以下或空肠梗阻,量大带粪臭提示低位肠梗阻或胃、小肠结肠瘘;呕吐大量酸性胃液见于活动期溃疡或胃泌素瘤。

4.呕吐伴随症状

伴头痛、眩晕应考虑到颅内高压、青光眼、偏头痛等,伴眩晕者应考虑迷路病变,如迷路炎或氨基糖苷类药物的毒性;伴腹痛者多为消化系统疾病所致,溃疡病、胃炎、肠梗阻等于呕吐后腹痛减轻,而胆囊炎、胰腺炎呕吐后不能缓解;伴腹泻者多为急性胃肠炎或各种原因的急性中毒;伴黄疸、发热及右上腹痛者多为胆道感染所致。

5.其他病史

有神经衰弱症状一般情况尚好者注意精神性呕吐,有腹部手术史者应考虑粘连、梗阻之可能,因其他疾病用药者(抗生素、抗肿瘤药、性激素类等)应考虑到药物的毒副作用,有其他消化道症状如厌食、厌油等应注意病毒性肝炎的黄疸前期。

(二)体征

应注意患者精神面貌、神志状态,疑有中枢性原因者应常规检查眼底有否视盘水肿,有否脑膜刺激征,另外应注意异常的呼吸气味,如肝臭、尿味、丙酮味等,注意有否充血性心力衰竭体征。腹部检查注意有否肝大、脾大、上腹压痛、肠型、蠕动波、振水声以及肠鸣改变。

(三)实验室检查和特殊检查

根据上述资料的分析进行有选择性的、有的放矢的辅助检查,如对颅压升高者涉及头颅CT、血压等检查;对疑有肝炎者的肝功能检查;早孕的妊娠试验等。

呕吐物的检查应注意量、性状,有否胆汁、血液等,必要时做细菌培养、毒物分析,可能提供重要的病原学诊断依据。

三、鉴别诊断

恶心与呕吐鉴别涉及全身各系统许多疾病鉴别,根据其各自临床特点应无困难,兹不一一赘述。但临床实践中应特别注意器质性呕吐与神经性呕吐的鉴别(表1-1),前者又应注意中枢性呕吐与反射性呕吐的鉴别(表1-2)。

表1-1 器质性呕吐与神经性呕吐的鉴别

鉴别要点	器质性呕吐	神经性呕吐
基本病变	存在	缺乏
精神因素	无	常伴怠倦、失眠、神经过敏、忧郁、焦虑等症状
恶心与干呕	一般较明显	缺乏
呕吐运动	较剧烈、费力	较轻,不费力
与进食的关系	不定	餐后即吐
呕吐量	多	少
食欲	减退	正常
全身情况	差	尚好或稍差

表1-2 中枢性呕吐与反射性呕吐的鉴别

鉴别要点	中枢性呕吐	反射性呕吐
基本病变	神经系统疾病	消化系统疾病,药物、毒物等
举例	颅内肿瘤	幽门梗阻
发作因素	咳嗽、弯腰等颅压升高因素	溃疡或肿瘤病变加重
恶心、干呕	不明显	明显
呕吐特点	喷射性,量不定	反射性,量偏大或潴留性
伴随症状体征	头痛或眩晕、脉缓,视盘水肿或神经系统异常	腹痛、腹胀胃、肠型或振水声等

四、处理原则

(一)病因治疗

初步判断神经性、器质性疾病的可能性,予以病因治疗。

(二)注意水盐平衡和营养支持

输液、输血,必要时全肠外营养(TPN)或胃造瘘、胃肠营养等。

(三)止吐药

1.抗胆碱能药

本药可阻断迷走神经冲动传入呕吐中枢,可用阿托品、澳丙胺太林或山莨菪碱等。

2.抗组胺类药物

本药可作用于迷路和化学受体促发带,或抑制 5-羟色胺(5-HT)活性,可用苯海拉明、异丙嗪或赛庚啶等。

3.吩噻嗪类药物

本药主要作用于呕吐中枢,可用氯丙嗪、奋乃静等药。

4.多巴胺受体阻滞剂

本药可使迷走神经兴奋性相对加强而促进胃排空,可用甲氧氯普胺、吗丁啉。

5.西沙必利

本药选择性地作用于胃肠道肌间神经促进胆碱能神经递质传递,促进胃肠蠕动,防止恶心呕吐,应用时应防心律失常。

6.高选择性 5-HT 受体拮抗剂

康泉、恩丹西酮,多用于肿瘤的化学治疗(简称化疗)前或治疗中静脉推注或滴注,亦有片剂用于长期罹病的慢性恶心呕吐患者。

第六节 眩　　晕

眩晕实际上是一种运动幻觉(幻动),发作时患者感到外界旋转而自身不动,或感环境静止而自身旋转,或两者并存,除旋转外有时则为身体来回摆动、上升下降、地面高低不平、走路晃动。多为阵发性，短暂，但也有持续数周数月。除轻症外，通常均伴程度不等的恶心、呕吐、面色苍白、出汗、眼震、步态不稳，甚至不能坐立，严重时患者卧床不动，头稍转动症状加重。

一、病因

(一)外源性前庭障碍

前庭神经系统(自内耳至脑干前庭神经核、小脑、大脑额叶)以外的病变或环境影响所致。

1.全身性疾病

心脏病(如充血性心力衰竭、心肌梗死、心律不齐、主动脉瓣狭窄、病态窦房结综合征等)，高血压和低血压，尤其是直立性低血压、颈动脉窦综合征，血管病(如脉管炎、主动脉弓综合征)，代谢病(如糖尿病、低血糖)，内分泌病(如甲状腺及甲状旁腺功能不足、肾上腺皮质功能低下)，月经、妊娠、绝经期或更年期等，以及贫血、真性红细胞增多症等。

2.药物中毒

耳毒性抗生素，如链霉素、卡那霉素、庆大霉素等，其他如一氧化碳、铅、奎宁、水杨酸钠、苯妥英钠、卡马西平、镇静剂、三环类抗抑郁药等。

3.病灶感染

鼻窦炎、慢性咽炎、龋齿、耳带状疱疹等。

4.晕动病

晕船、晕车、晕飞机。

5.精神病

焦虑症、癔症、精神分裂症。

(二)外周性前庭障碍

即前庭周围性、迷路性或耳源性眩晕，引起眩晕的直接病因在周围性前庭神经系统本身(半规管、椭圆囊、圆囊、前庭神经节、前庭神经)。

1.梅尼埃病

其或称膜迷路积水，主要有三大症状：眩晕、耳鸣、耳聋。多起病于中年，男女发生率相等，影响内耳耳蜗及前庭系统，多为单侧，10％～20％为双侧。起病突然，先有耳鸣、耳聋，随后出现眩晕，持续数分钟至数小时，伴恶心、呕吐等，发作后疲劳、无力、嗜睡；眩晕消失后，耳鸣亦消失，听力恢复。急性期过后，一切如常，或有数小时、数天的平衡失调，间歇期长短不一。起初耳鸣、耳聋可完全消失，但反复发作后，耳鸣持续，听力亦不再恢复，无其他神经症状。间歇期体检，只有听力与前庭功能障碍，眼震为急性发作期的唯一体征，发作过后眼震消失。

2.前庭神经元炎

前庭神经元炎起病于呼吸道或胃肠道病毒感染之后，为突然发作的视物旋转，严重眩晕伴恶心、呕吐及共济失调，但无耳鸣或耳聋。患者保持绝对静卧，头部活动后眩晕加重，持续数天数周，消退很慢，急性期有眼震，慢相向病灶侧，一侧或双侧前庭功能减退，见于青年，有时呈流行性。

3.位置性眩晕

其特点是患者转头至某一位置时出现眩晕，20～30 秒后消失，伴恶心、呕吐、苍白，几乎都与位置有关，绝对不会自发，不论头和身体活动的快慢，仰卧时转头或站立时头后仰均能引起发作，听力及前庭功能正常，其症状与伴发的眼震可在位置试验时重现。

大多数位置性眩晕的病变在末梢器官，如圆囊自发变性、迷路震荡、中耳炎、镫骨手术后、前庭动脉闭塞等(位置试验时有一过性眼球震颤，易疲劳，而眩晕较重)，故称良性阵发性位置性眩晕。部分位置性眩晕病变在中枢，如听神经、小脑、第四脑室及颞叶肿瘤、多发性硬化、后颅凹蛛网膜炎、脑脊液压力增高等。当头保持某一特定的位置时，眼震持续，但眩晕不明显。

4.迷路炎

迷路炎为中耳炎的并发症，按病情轻重可分为迷路周围炎、浆液性迷路炎和化脓性迷路炎 3 种，均有不同程度的眩晕。

5.流行性眩晕

在一段时期内，眩晕患者明显增加。其特点为起病突然，眩晕甚为严重，无耳蜗症状，痊愈后很少再发，以往无类似发作史。可能与病毒感染影响迷路之前庭部位有关。

(三)中枢性前庭障碍

即前庭中枢性眩晕，任何病变累及前庭径路与小脑和大脑颞叶皮层连接的结构都可表现眩晕。

1.颅内肿瘤

肿瘤直接破坏前庭结构，或当颅内压增高时干扰前庭神经元的血液供应均可产生眩晕。成人以胶质瘤、脑膜瘤和转移性肿瘤居多，这些肿瘤除有中枢性位置性眼震外可无其他体征。儿童应考虑髓母细胞瘤。第四脑室囊肿可产生阵发性眩晕伴恶心和呕吐，称 Bruns 征(改变头位时突然出现眩晕、头痛、呕吐，甚至意识丧失，颈肌紧张收缩呈强迫头位)。

听神经瘤最先出现耳鸣，听力减弱，常缓慢进行。眩晕不严重，多为平衡失调而非旋转感，无眼震，前庭功能减退或消失。当肿瘤自内听道扩展至脑桥小脑角时出现角膜反射消失，同侧颜面麻木；当前庭神经核受压时出现眼震；压迫小脑时可有同侧肢体共济失调；压迫舌咽、迷走神经时则有声嘶、吞咽困难、同侧软腭瘫痪，视盘水肿，面瘫常为晚期症状。

2.脑血管病

(1)小脑后下动脉闭塞：引起延髓背外侧部梗死，可出现眩晕、恶心、呕吐及眼震；病侧舌咽、迷走神经麻痹，表现饮水呛咳、吞咽困难、声音嘶哑、软腭麻痹及咽反射消失，病侧小脑性共济失调及 Horner 征，病侧面部和对侧之躯肢痛觉减退或消失(交叉性感觉障碍)，此征常见于椎动脉血栓形成。

(2)迷路卒中：内听动脉分为耳蜗支和前庭支，前庭支受累产生眩晕、恶心、呕吐、虚脱，若耳蜗支同时受累则有耳鸣、耳聋，如为耳蜗支单独梗死则出现突发性耳聋。

(3)椎-基底动脉缺血综合征：典型症状为发作性眩晕和复视，常伴眼震，有时恶心、呕吐，眩晕发作可能是半规管或脑干前庭神经核供血不全影响所致。常见轻偏瘫、偏瘫伴脑神经麻痹，临床表现视脑干损害的不同平面而定，多为一侧下运动神经元型脑神经瘫痪，对侧轻偏瘫，为脑干病变的特征。可有“猝倒发作”，突然丧失全身肌张力而倒地，意识清楚，下部脑干或上部脊髓发作性缺血影响皮质脊髓束或网状结构功能所致。可有枕部搏动性痛，在发作时或梗死进展期还可见到下列症状：①同向偏盲(枕叶缺血或梗死)。②幻听、幻视(与颞叶病变有关)。③意识障碍，无动性缄默或昏迷。④轻偏瘫，伴脑神经障碍，辨距不良，共济失调，言语、吞咽困难(继发于脑干损害)。⑤ 位置性眼震。⑥核间性眼肌瘫痪。⑦感觉障碍。眩晕作为首发症状时可不伴神经症状。若一次发作无神经症状，反复发作也无小脑、脑干体征时，那么缺血性椎-基底动脉病的诊断就不能成立。

(4)锁骨下动脉盗血综合征：指无名动脉或锁骨下动脉近端部分闭塞发生患侧椎动脉压力下降，血液反流以致产生椎-基底动脉供血不足症状。以眩晕和视力障碍最常见，其次为晕厥。患侧桡动脉搏动减弱，收缩压较对侧相差 2.7 kPa (20 mmHg)以上。锁骨下可听到血管杂音。

(5)小脑、脑干梗死或出血。

3.颞叶癫痫

眩晕较常见,前庭中枢在颞叶,该处刺激时产生眩晕先兆,或为唯一的发作形式,发作严重时有旋转感,恶心、呕吐时间短暂。听觉中枢亦在颞叶,故同时可有幻听,也有其他幻觉,如幻嗅等。除先兆外常有其他发作症状,如失神、凝视、梦样状态,并有咀嚼、吮唇等自动症及行为异常。此外,有似曾相识,不真实感,视物变大,恐惧、愤怒、忧愁等精神症状。约 2/3 的患者有大发作。病因以继发于产伤、外伤、炎症、缺血最常见,其他如肿瘤、血管畸形、变性等。

4.头部外伤

颅底骨折,尤其颞骨横贯骨折,病情严重,昏迷醒后发现眩晕。多数外伤后眩晕并无颅底骨折,具体损害部位不明。无论有无骨折,临床多为头痛,头晕,平衡失调,转头时更明显。若有迷路或第八脑神经损害,则有自发性眩晕。若脑干损伤,则表现为瞳孔不等大,形状改变,光反应消失,复视,眼震,症状持续数周、数月甚至数年。有的颅脑伤患者,出现持久的头晕、头痛、神经过敏、性格改变等,则与躯体及精神因素有关,称脑外伤后综合征。

5.多发性硬化

眩晕作为最初出现的症状占 25%,而在所有病例的病程中可占 75%。耳鸣、耳聋少见。眼震呈水平或垂直型。核间性眼肌麻痹(眼球做水平运动时不能内收而外展正常),其他为肢体无力,感觉障碍,深反射亢进,有锥体束征及小脑损害体征等。以多灶性,反复发作,病情波动为特征,85%的患者脑脊液中 IgG 指数升高,头颅 CT 或 MRI 有助于诊断。

6.颈源性眩晕

眩晕伴颈枕痛,此外最显著的症状是颈项强直,有压痛,大多由颈椎关节强硬症骨刺压迫通过横突孔的椎动脉所致。

7.眼性眩晕

眼肌瘫痪复视时可产生轻度眩晕;屈光不正,先天性视力障碍,青光眼,视网膜色素变性等也可产生眩晕。

8.其他

延髓空洞症、遗传性共济失调等。

二、诊断

(一)明确是否为眩晕

应着重询问患者病史:发作时的情况,有无自身或外界旋转感,发作与头位及运动的关系，起病缓急，程度轻重，持久或短暂等。鼓励患者详细描述，避免笼统地用头昏二字概括病情。伴随症状，有无恶心、呕吐、苍白、出汗，有无耳鸣、耳聋、面部和肢体麻木无力、头痛、发热，过去病史中应特别注意耳流脓、颅脑伤、高血压、动脉硬化、应用特殊药物等。根据病史，首先明确是否眩晕，还是头重足轻、头昏眼花等一般性头昏。重度贫血、肺气肿咳嗽、久病后或者老年人突然由卧位或蹲位立起，以及神经症患者常诉头昏，正常人过分劳累也头昏等，都不是真正的眩晕，应加以区别。

(二)区别外周性或中枢性眩晕

1.外周性(迷路性)眩晕

其特点是明确的发作性旋转感，伴恶心、呕吐、面色苍白、出汗、血压下降，并有眼震、共济失调等，眩晕与伴发症状的严重性成正比。前庭神经核发出的纤维与迷走神经运动背核等有广泛联系，因此病变时可引起反射性内脏功能紊乱。多突然开始，症状严重，数分钟到数小时症状消失，很少超过数天或数周(因中枢神经有代偿作用)，发作时出现眼震，水平型或细微旋转型，眼球转向无病变的一侧时眼震加重。严重发作时患者卧床，头不敢转动，常保持固定姿势。因病变同时侵犯耳蜗，故伴发耳鸣和耳聋。本型眩晕见于梅尼埃病、迷路炎、内耳外伤等。

2.中枢性(脑性)眩晕

无严重旋转感，多为持续不平衡感，如步态不稳。不伴恶心、呕吐及其他自主神经症状，可有自发性眼震，若有位置性眼震则方向多变且不固定，眼震的方向及特征多无助于区别中枢或周围性眩晕，但垂直型眼震提示脑干病变，眼震持续时间较长。此外，常有其他脑神经损害症状及长束征。耳鸣、耳聋少见，听力多正常，冷热水反应(变温)试验亦多正常。眩晕持续时间长，数周、数月，甚至数年。其见于椎-基底动脉缺血、脑干或后颅凹肿瘤、脑外伤、癫痫等。

(三)检查

全面体检，着重前庭功能及听力检查，诸如错定物位试验、闭目难立征、变温试验等，测两臂及立、卧位血压，尤其查有无位置性眼震(患者仰卧，头悬垂于检查台沿之外 30°，头摆向左侧或右侧，每改变位置时维持 60 秒)。正常时无眼震。外周性病变时产生的眩晕感与患者主诉相同，眼震不超过 15 秒；中枢性位置性眼震无潜伏期。

此外，应有针对性地选择各项辅助检查，如听神经瘤患者腰椎穿刺约 2/3 病例脑脊液蛋白增高。可摄 Towne 位、Stenver 位 X 线片、头颅 CT 或 MRI 等。怀疑“颈性眩晕”时可摄颈椎X线片。癫痫患者可做脑电图检查。经颅多普勒超声可了解颅内血管病变及血液循环情况。眼震电图、脑干诱发电位检查有助于前庭系统眩晕的定位诊断。

第七节 头 痛

狭义的头痛只是指颅顶部疼痛而言，广义的头痛可包括面、咽、颈部疼痛。对头痛的处理首先应找到产生头痛的原因。急性剧烈头痛与既往头痛无关，且以暴发起病或不断加重为特征者，提示有严重疾病存在，可带来不良后果。慢性或复发性头痛，成年累月久治不愈，多半属血管性或精神性头痛。临床上绝大部分患者是慢性或复发性头痛。

一、病因

（一）全身性疾病伴发的头痛

(1)高血压：头痛位于枕部或全头，跳痛性质，晨醒最重为高血压性头痛的特征，舒张压在17.3 kPa(130 mmHg)以上者较常见。

(2)肾上腺皮质功能亢进症、原发性醛固酮增多症、嗜铬细胞瘤等，常引起持续性或发作性剧烈头痛，头痛与伴随儿茶酚胺释放时阵发性血压升高有关。

(3)颞动脉炎：50岁以上，女性居多，头痛剧烈，常突然发作，并呈持续跳动性，一般限于一侧颞部，常伴有皮肤感觉过敏；受累的颞动脉发硬增粗，如管壁病变严重，颞动脉搏动消失，常有触痛，头颅其他血管也可发生类似病变。其可怕的并发症是单眼或双眼失明。本病不少患者伴有原因不明的“风湿性肌肉-关节痛”，可有夜汗、发热、红细胞沉降率加速、白细胞计数增多。

(4)甲状腺功能减退或亢进。

(5)低血糖，当发生低血糖时通常有不同程度的头痛，尤其是儿童。

(6)慢性充血性心力衰竭、肺气肿。

(7)贫血和红细胞增多症。

(8)心脏瓣膜病变，如二尖瓣脱垂。

(9)传染性单核细胞增多症、亚急性细菌性心内膜炎、艾滋病所致的中枢神经系统感染或继发的概率性感染。

(10)头痛型癫痫:脑电图有癫痫样放电,抗癫痫治疗有效,多见于儿童的发作性剧烈头痛。

(11)绝经期头痛:头痛是妇女绝经期常见的症状,常伴有情绪不稳、心悸、失眠、周身不适等症状。

(12)变态反应性疾病引起的头痛常从额部开始,呈弥漫性,双侧或一侧,每次发作都是接触变应原后而发生,伴有过敏症状。头痛持续几小时甚至几天。

(13)急慢性中毒后头痛。①慢性铅、汞、苯中毒:其特点类似功能性头痛,多伴有头昏、眩晕、乏力、食欲减退、情绪不稳以及自主神经功能紊乱。慢性铅中毒可出现牙龈边缘蓝色铅线,慢性汞中毒可伴有口腔炎,牙龈边缘出现棕色汞线。慢性苯中毒伴有白细胞计数减少,血小板和红细胞计数也相继减少。②一氧化碳中毒。③有机磷农药中毒。④乙醇中毒,宿醉头痛是在大量饮酒后隔天早晨出现的持续性头痛,由于血管扩张所致。⑤颠茄碱类中毒,由于阿托品、东莨菪碱过量引起头痛。

(14)脑寄生虫病引起的头痛:如脑囊虫病通常是全头胀痛、跳痛,可伴恶心、呕吐,但无明显定位意义。脑室系统囊虫病头痛的显著特征为:由于头位改变突然出现剧烈头痛发作,呈强迫头位伴眩晕及喷射性呕吐,称为 Bruns 征。流行病学史可以协助诊断。

(二)五官疾病伴发的头痛

1.眼

(1)眼疲劳如隐斜、屈光不正尤其是未纠正的老视等。

(2)青光眼:眼深部疼痛,放射至前额。急性青光眼可有眼部剧烈疼痛,瞳孔常不对称,病侧角膜周围充血。

(3)视神经炎:除视物模糊外并有眼内、眼后或眼周疼痛,眼过分活动时产生疼痛,眼球有压痛。

2.耳、鼻、喉

(1)鼻源性头痛:系指鼻腔、鼻窦病变引起的头痛,多为前额深部头痛,呈钝痛和隐痛,无搏动性,上午痛较重,下午痛减轻,一般都有鼻病症状,如鼻塞、流脓涕等。

(2)鼻咽癌:除头痛外常有耳鼻症状如鼻衄、耳鸣、听力减退、鼻塞以及脑神经损害(第Ⅴ、第Ⅵ、第Ⅸ、第Ⅻ对脑神经较常见),以及颈淋巴结转移等。

3.齿

(1)龋病或牙根炎感染可引起第 2、3 支三叉神经痛。

(2)Costen综合征:即颞颌关节功能紊乱,患侧耳前疼痛,放射至颞、面或颈部,伴耳阻塞感。

(三)头面部神经痛

1.三叉神经痛

疼痛不超出三叉神经分布范围,常位于口-耳区(自下犬齿向后扩展至耳深部)或鼻-眶区(自鼻孔向上放射至眼眶内或外),疼痛剧烈,来去急骤,约数秒钟即过。可伴面肌抽搐,流涎流泪,结膜充血,发作常越来越频繁,间歇期正常。咀嚼、刷牙、说话、风吹颜面均可触发。须区别系原发性或症状性三叉神经痛,后者检查时往往有神经损害体征,如颜面感觉障碍、角膜反射消失、颞肌咬肌萎缩等。病因有小脑脑桥角病变、鼻咽癌侵蚀颅底等。

2.眶上神经痛

其位于一侧眼眶上部,眶上切迹处有持续性疼痛并有压痛,局部皮肤有感觉过敏或减退,常见于感冒后。

3.舌咽神经痛

累及舌咽神经和迷走神经的耳、咽支的感觉分布区域,疼痛剧烈并呈阵发性,但也可呈持续性,疼痛限于咽喉,或波及耳、腭甚至颈部,吞咽、伸舌均可促发。

4.枕神经痛

病变侵犯上颈神经感觉根或枕大神经或耳后神经,疼痛自枕部放射至头顶,也可放射至肩或同侧颞、额、眶后区域,疼痛剧烈,活动、咳嗽、喷嚏使疼痛加重,常为持续性痛,但可有阵发性痛,常有头皮感觉过敏,梳头时觉两侧头皮感觉不一样。病因不一,可见于受凉、感染、外伤、上颈椎类风湿病、寰枢椎畸形、小脑扁桃体下疝畸形、小脑或脊髓上部肿瘤。

5.其他

Tolosa-Hunt综合征,带状疱疹性眼炎等。

(四)颈椎病伤引起的头痛

1.颈椎关节强硬及椎间盘病

头痛位于枕部或下枕部,多钝痛,单侧或双侧,严重时波及前额、眼或颞部,甚至同侧上臂,起初间歇发作,后呈持续性,多发生在早晨,颈转动以及咳嗽和用力时头痛加重。除由于颈神经根病变或脊髓受压引起者外神经体征少见,头和颈可呈异常姿势,颈活动受限,几乎总有枕下部压痛和肌痉挛,头顶加压可再现头痛。

2.类风湿关节炎和关节强硬性脊椎炎

枕骨下深部的间歇或持续疼痛，头前屈时成锐痛和刀割样痛，头后仰或固定于两手间可暂时缓解，疼痛可放射至颜面部或眼。

3.枕颈部病变

寰枢椎脱位、寰枢关节脱位、寰椎枕化及颅底压迹均可产生枕骨下疼痛，屈颈或向前弯腰促发疼痛，平卧时减轻。小脑扁桃体疝、枕大孔脑膜瘤、上颈部神经纤维瘤、室管膜瘤、转移性瘤可牵拉神经根而产生枕骨下疼痛，向额部放射。头颅和脊柱本身病变诸如骨髓瘤、转移瘤、骨髓炎、脊椎结核、变形性骨炎引起骨膜痛，并产生反射性肌痉挛。

4.颈部外伤后

头痛剧烈，有时枕部一侧较重，持续性，颈活动时加重，运动受限，颈肌痉挛。

（五）颅内疾病所致头痛

1.脑膜刺激性头痛

自发性蛛网膜下腔出血，起病突然，多为全头痛，扩展至头、颈后部，呈“裂开样”痛，常有颈项强直。脑炎、脑膜炎时也为全面性头痛，伴有发热及颈项强直，脑脊液检查有助诊断。

2.牵引性头痛

由于脑膜与血管或脑神经的移位或过牵引产生。见于颅内占位病变、颅内高压症和颅内低压症。各种颅内占位病变如硬膜下血肿、脑瘤、脑脓肿等均可产生头痛。脑瘤头痛，起初常是阵发性，早晨最剧，其后变为持续性，可并发呕吐。阻塞性脑积水引起颅内压增高，头痛为主要症状，用力、咳嗽、排便时头痛加重，常并发喷射性呕吐、脉缓、血压高、呼吸不规则、意识模糊、癫痫、视盘水肿等。颅内低压症见于腰穿后、颅脑损伤、脱水等，腰穿后头痛于 48 小时内出现，于卧位坐起或站立后发生头痛，伴恶心、呕吐，平卧后头痛缓解，腰穿压力在 0.69 kPa 以下，严重时无脑脊液流出，可伴有颈部僵直感。良性高颅压性头痛具有颅压增高的症状，急性或发作性全头痛，有呕吐、眼底视乳盘水肿，腰穿压力增高，头颅 CT 或 MRI 检查无异常。

（六）偏头痛

偏头痛可有遗传因素，以反复发作性头痛为特征，头痛程度、频度及持续时间可有很大差别，多为单侧，常有厌食、恶心和呕吐，有些病例伴有情绪障碍。又可分为以下几种。

1.有先兆的偏头痛

其占10%～20%，青春期发病，有家族史，劳累、情绪因素、月经期等易发。发作前常有先兆，如闪光、暗点、偏盲以及面、舌、肢体麻木等。继之以一侧或双侧头部剧烈搏动性跳痛或胀痛，多伴有恶心、呕吐、面色苍白、畏光或畏声。持续2～72小时恢复。间歇期为数天至十余年。

2.没有先兆的偏头痛

其最常见，无先兆或有不清楚的先兆，见于发作前数小时或数天，包括精神障碍、胃肠道症状和体液平衡变化，面色苍白、头昏、出汗、兴奋、局部或全身水肿则与典型偏头痛相同，头痛可双侧，持续时间较长，为十多小时至数天，随年龄增长头痛强度变轻。

3.眼肌瘫痪型偏头痛

其少见，头痛伴有动眼神经麻痹，常在持续性头痛3～5天后，头痛强度减轻时麻痹变得明显，睑下垂最常见。若发作频繁动眼神经偶可永久损害。颅内动脉瘤可引起单侧头痛和动眼神经麻痹。

4.基底偏头痛

其少见。见于年轻女性，与月经周期明显有关。先兆症状包括失明、意识障碍和各种脑干症状如眩晕、共济失调、构音障碍和感觉异常，历时20～40分钟，继之剧烈搏动性枕部头痛和呕吐。

5.偏瘫型偏头痛

其以出现偏瘫为特征，头痛消失后神经体征可保留一段时期。

（七）丛集性头痛

丛集性头痛为与偏头痛密切相关的单侧型头痛，男多于女，常在30～60岁起病，其特点是一连串紧密发作后间歇数月甚至数年。发作突然，强烈头痛位于面上部、眶周和前额，常在夜间发作，密集的短阵头痛每次15～90分钟；有明显的并发症状，包括球结膜充血、流泪、鼻充血，约20%的患者同侧有Horner综合征（瞳孔缩小，但对光及调节反射正常，轻度上睑下垂，眼球内陷，患侧头面颈部无汗，颜面潮红，温度增高，为交感神经损害所致），发作通常持续3～16周。

（八）紧张型头痛

紧张型头痛包括发作性及慢性肌肉收缩性头痛或非肌肉收缩性痛（焦虑、抑郁)。患者叙述含糊的弥漫性钝痛和重压感、箍紧感,几乎总是双侧性。偏头痛的特征样单侧搏动性疼痛少见,无明显恶心、呕吐等伴随症状。慢性头痛可以持续数十年,导致焦虑、抑郁状态,失眠、噩梦、厌食、疲乏、便秘、体重减轻等。镇痛剂短时有效,但长期服用反而可能造成药物依赖性头痛,生物反馈是较好的治疗方法。

(九)脑外伤后头痛

脑外伤后头痛指外伤恢复期后的慢性头痛,主要起源于颅外因素,如头皮局部疤痕。可表现肌肉收缩性痛、偏头痛、功能性头痛。有时并发转头时眩晕、恶心、过敏和失眠。

二、诊断

(一)问诊

不少头痛病例的诊断(如偏头痛、精神性头痛等),主要是以病史为依据,特别要注意下列各点。

1.头痛的特点

(1)起病方式及病程 急、慢、长、短,发作性、持续性或在持续性基础上有发作性加重,注意发作时间长短及次数,以及头痛发作前后情况。

(2)头痛的性质及程度 压榨样痛、胀痛、钝痛、跳痛、闪电样痛、爆裂样痛、针刺样痛,加重或减轻因素,与体位的关系。

(3)头痛的部位 局部、弥散、固定、多变。

2.伴随症状

有无先兆(眼前闪光、黑矇、口唇麻木及偏身麻木、无力),恶心、呕吐、头昏、眩晕、出汗、排便,五官症状(眼痛、视力减退、畏光、流泪、流涕、鼻塞、鼻出血、耳鸣、耳聋),神经症状(抽搐、瘫痪、感觉障碍),精神症状(失眠、多梦、记忆力减退、注意力不集中、淡漠、忧郁等),以及发热等。

3.常见病因

有无外伤、感染、中毒或精神因素、肿瘤病史。

(二)系统和重点检查

在一般检查、神经检查及精神检查中应着重以下几点。

(1)体温、脉搏、呼吸、血压的测量。

(2)眼、耳、鼻、鼻窦、咽、齿、下颌关节有无病变,特别注意有无鼻咽癌迹象。

(3)头、颈部检查:注意有无强迫头位,颈椎活动幅度如何。观察体位改变(直立、平卧、转头)对头痛的影响。头颈部有无损伤、肿块、压痛、肌肉紧张、淋巴结肿大,有无血管怒张、发硬、杂音、搏动消失等。有无脑膜刺激征。

(4)神经检查:注意瞳孔大小、视力、视野,视盘有无水肿,头面部及肢体有无瘫痪和感觉障碍。

(三)分析方法

根据病史和体检的发现,对照前述病因分类中各种头痛的临床特点,进行细致考虑。一般而论,首先考虑是官能性还是器质性头痛。若属后者,分析是全身性疾病,还是颅内占位性病变或非占位性病变引起的头痛,或外涉及眼、耳、鼻、喉、齿部疾病和头面部神经痛性头痛。对一时诊断不清者,应严密观察,定期复查,切忌"头痛医头",以免误诊。

(四)选择辅助检查

根据前述设想,推断头痛患者可能的病因,依照拟诊,选做针对性的辅助检查,如怀疑蛛网膜下腔出血,可检查脑脊液;怀疑脑瘤,可行头颅 CT 或 MRI 检查;怀疑颅内感染,可行脑电图检查。

第八节　血　　尿

血尿分为镜下血尿和肉眼血尿,肉眼血尿是指尿液颜色呈洗肉水色或者鲜血的颜色,肉眼可见;镜下血尿是指尿色肉眼观察正常,经显微镜检查,离心沉淀后的尿液镜检每高倍视野有红细胞 3 个以上。两者都属于血尿。

血尿是泌尿系统疾病最常见的症状之一,大多数由泌尿系统疾病引起,也可能由全身性疾病或泌尿系统邻近器官病变所致。尿的颜色,如为红色应进一步了解是否进食引起红色尿的药品或食物,是否为女性的月经期间,以排除假性血尿;血尿出现在尿程的哪一段,是否全程血尿,有无血块;是否伴有全身或泌尿系统症状;有无腰腹部新近外伤和泌尿道器械检查史;过去是否有高血压和肾炎史;家族中有无耳聋和肾炎史。

一、临床表现

(一)尿颜色的表现

血尿的主要表现是尿颜色的改变,除镜下血尿其颜色正常外,肉眼血尿根据出血量多少而尿呈不同颜色。尿液呈淡红色像洗肉水样,提示每升尿含血量超过 1 mL。出血严重时尿可呈血液状。外伤性肾出血时,尿与血混合均匀,尿呈暗红色;膀胱或前列腺出血尿色鲜红,有时有血凝块。

尿液红色不一定是血尿。如尿呈暗红色或酱油色,不浑浊无沉淀,镜检无或仅有少量红细胞,见于血红蛋白尿。棕红色或葡萄酒色,不浑浊,镜检无红细胞见于卟啉尿。服用某些药物如大黄、利福平,或进食某些红色蔬菜也可排红色尿,但镜检无红细胞。

(二)分段尿异常

将全程尿分段观察颜色。尿三杯试验是用 3 个清洁玻璃杯分别留起始段、中段和终末段尿。如果起始段血尿提示病变在尿道;终末段血尿提示出血部位在膀胱颈部,三角区或后尿道的前列腺和精囊腺;三段尿均呈红色为全程血尿,提示血尿来自肾或输尿管。

(三)镜下血尿

尿颜色正常,用显微镜检查可判断是肾源性或非肾源性血尿。

1.新鲜尿沉渣相差显微镜检查

变形红细胞血尿为肾小球源性,均一形态正常红细胞尿为非肾小球源性。因红细胞从肾小球基膜漏出,通过具有不同渗透梯度的肾小管时,化学和物理作用使红细胞膜受损,血红蛋白溢出而变形。如镜下红细胞形态单一,与外周血近似,为均一型血尿。提示血尿来源于肾后,见于肾盂、肾盏、输尿管、膀胱和前列腺病变。

2.尿红细胞容积分布曲线

肾小球源性血尿常呈非对称曲线,其峰值红细胞容积小于静脉峰值红细胞容积;非肾小球源性血尿常呈对称性曲线,其峰值红细胞容积大于静脉峰值红细胞容积。

(四)症状性血尿

血尿的同时伴有全身或局部症状。而以泌尿系统症状为主,如伴有肾区钝痛或绞痛提示病变在肾脏,如有尿频尿急和排尿困难提示病变在膀胱和尿道。

(五)无症状性血尿

未有任何伴随的血尿见于某些疾病的早期,如肾结核、肾盂或膀胱癌早期。

二、常见原因

(一)泌尿系统疾病

肾小球疾病如急、慢性肾小球肾炎、IgA 肾病、遗传性肾炎和薄基膜肾病。间质性肾炎、尿路感染、泌尿系统结石、结核、肿瘤、多囊肾、尿路憩室、息肉和先天性畸形等。

(二)全身性疾病

(1)感染性疾病:败血症、流行性出血热、猩红热、钩端螺旋体病和丝虫病等。

(2)血液病:白血病、再生障碍性贫血、血小板减少性紫癜、过敏性紫癜和血友病。

(3)免疫和自身免疫性疾病:系统性红斑狼疮、结节性多动脉炎、皮肌炎、类风湿关节炎、系统性硬化症等引起肾损害时。

(4)心血管疾病:亚急性感染性心内膜炎、急进性高血压、慢性心力衰竭、肾动脉栓塞和肾静脉血栓形成等。

(三)尿路邻近器官疾病

急、慢性前列腺炎,精囊炎,急性盆腔炎或宫颈癌,阴道炎,急性阑尾炎,直肠和结肠癌等。

(四)化学物品或药品对尿路的损害

如磺胺类药、吲哚美辛、甘露醇,汞、铅、镉等重金属对肾小管的损害;环磷酰胺引起的出血性膀胱炎;抗凝药如肝素过量也可出现血尿。

(五)功能性血尿

平时运动量小的健康人,突然加大运动量可出现运动性血尿。

三、伴随症状

(1)血尿伴肾绞痛是肾或输尿管结石的特征。

(2)血尿伴尿流中断见于膀胱和尿道结石。

(3)血尿伴尿流细和排尿困难见于前列腺炎、前列腺癌。

(4)血尿伴尿频尿急尿痛见于膀胱炎和尿道炎,同时伴有腰痛,高热畏寒常为肾盂肾炎。

(5)血尿伴有水肿、高血压、蛋白尿见于肾小球肾炎。

(6)血尿伴肾肿块,单侧可见于肿瘤、肾积水和肾囊肿,双侧肿大见于先天性多囊肾,触及移动性肾脏见于肾下垂或游走肾。

(7)血尿伴有皮肤黏膜及其他部位出血,见于血液病和某些感染性疾病。

(8)血尿合并乳糜尿见于丝虫病、慢性肾盂肾炎。

第二章

内科常用护理技术

第一节　皮 下 注 射

一、目的

(1)注入小剂量药物,用于不宜口服给药而需在一定时间内发生药效时。

(2)预防接种。

(3)局部供药,如局部麻醉用药。

二、评估

(一)评估患者

(1)双人核对医嘱。

(2)核对患者床号、姓名、住院号和腕带(请患者自己说出床号和姓名)。

(3)评估患者病情、意识状态、配合能力、用药史、药物过敏史、不良反应史等。

(4)向患者解释操作目的和过程,取得患者配合。

(5)查看注射部位皮肤情况(皮肤颜色,有无皮疹、感染)。

(6)协助患者取舒适坐位或卧位。

(二)评估环境

安静整洁,宽敞明亮,必要时遮挡。

三、操作前准备

(一)人员准备

仪表整洁,符合要求。洗手,戴口罩。

(二)按医嘱配制药液

(1)操作台上放置注射盘、纸巾、无菌治疗巾、无菌镊子、2 mL 注射器、医嘱用药液、安尔碘、75%乙醇、无菌棉签。

(2)双人核对药液标签、药名、浓度、剂量、有效期、给药途径。

(3)检查瓶口有无松动、瓶身有无破裂、药液有无混浊、沉淀、絮状物和变质。

(4)检查注射器、安尔碘、75%乙醇、无菌棉签等,包装无破裂,在有效期内。

(5)按正规操作抽吸药液,并贴好标识,置于无菌盘内。

(6)再次核对药液,记录时间并签名。

(三)物品准备

治疗车上层放置无菌盘(内置抽吸好的药液)、治疗盘(安尔碘、75%乙醇)、注射单、快速手消毒剂,以上物品符合要求,均在有效期内。治疗车下层放置生活垃圾桶、医疗废物桶、锐器盒。

四、操作程序

(1)携用物推车至患者床旁,核对床号、姓名、住院号和腕带(请患者自己说出床号和姓名)。

(2)根据注射目的选择注射部位(上臂三角肌下缘、两侧腹壁、后背、股前侧和外侧等)。

(3)常规消毒皮肤,待干。

(4)二次核对患者床号、姓名和药名。

(5)排尽空气;取干棉签夹于左手示指与中指之间。

(6)一手绷紧皮肤,另一手持注射器,示指固定针栓,针头斜面向上,与皮肤呈 30°～40°(过瘦患者可捏起注射部位皮肤,并减少穿刺角度)快速刺入皮下,深度为针梗的 1/2～2/3;松开紧绷皮肤的手,抽动活塞,如无回血,缓慢推注药液。

(7)注射毕用无菌干棉签轻压针刺处,快速拔针后按压片刻。

(8)再次核对患者床号、姓名和药名,注射器按要求放置。

(9)协助患者取舒适体位,整理床单位,并告知患者注意事项。

(10)快速手消毒剂消毒双手,记录时间并签名。

(11)推车回治疗室,按医疗废物处理原则处理用物。

(12)洗手,根据病情书写护理记录单。

五、注意事项

(1)遵医嘱和药品说明书使用药品。

(2)长期注射者应注意更换注射部位。

(3)注射中、注射后观察患者不良反应和用药效果。

(4)注射<1 mL 药液时须使用 1 mL 注射器,以保证注入药液剂量准确无误。

(5)持针时,右手示指固定针栓,但不可接触针梗,以免污染。

(6)针头刺入角度不宜超过 45°,以免刺入肌层。

(7)尽量避免应用对皮肤有刺激作用的药物做皮下注射。

(8)若注射胰岛素时,需告知患者进食时间。

第二节 皮内注射

一、目的

(1)进行药物过敏试验,以观察有无变态反应。

(2)预防接种。

(3)局部麻醉的起始步骤。

二、评估

(一)评估患者

(1)双人核对医嘱。

(2)核对患者床号、姓名、住院号和腕带(请患者自己说出床号和姓名)。

(3)评估患者病情、意识状态、配合能力、用药史、药物过敏史、不良反应史。

(4)向患者解释操作目的和过程,取得患者配合。

(5)查看注射部位皮肤情况(皮肤颜色,有无皮疹、感染和皮肤划痕阳性)。

(6)协助患者取舒适坐位或卧位。

(二)评估环境

安静整洁,宽敞明亮,必要时遮挡。

三、操作前准备

(一)人员准备

仪表整洁,符合要求。洗手,戴口罩。

(二)按医嘱配制药液

(1)操作台(治疗室):注射盘、无菌治疗巾、无菌镊子、1 mL 注射器、药液、安尔碘、75%乙醇、无菌棉签等。

(2)双人核对药液标签,药名、浓度、剂量、有效期、给药途径。

(3)检查瓶口有无松动、瓶身有无破裂、药液有无混浊、沉淀、絮状物和变质。

(4)检查注射器、安尔碘、75%乙醇、无菌棉签、包装无破裂、是否在有效期内。

(5)按正规操作抽吸药液,并贴好标识,置于无菌盘内。

(6)再次核对皮试液,并签名。

(三)物品准备

治疗车上层放置无菌盘(内置已抽吸好的药液)、治疗盘(75%乙醇、无菌棉签)、备用(1 mL 注射器1 支、0.1%盐酸肾上腺素 1 支,变态反应时用)、快速手消毒剂、注射单,以上物品符合要求,均在有效期内。治疗车下层放置生活垃圾桶、医疗废物桶、锐器盒。

四、操作程序

(1)携用物推车至患者床旁,核对床号、姓名、住院号、腕带和药物过敏史(请患者自己说出床号和姓名)。

(2)选择注射部位(过敏试验选择前臂掌侧下 1/3;预防接种选择上臂三角肌下缘;局部麻醉则选择麻醉处)。

(3)75%乙醇常规消毒皮肤。

(4)二次核对患者床号、姓名和药名。

(5)排尽空气,药液至所需刻度,且药液不能外溢。

(6)一手绷紧局部皮肤,一手持注射器,针头斜面向上,与皮肤呈 5°刺入皮内。

(7)待针头斜面完全进入皮内后,放平注射器,固定针栓并注入 0.1 mL 药液,使局部形成一个圆形隆起的皮丘(皮丘直径 5 mm,皮肤变白,毛孔变大)。

(8)迅速拔出针头,勿按揉和压迫注射部位。

(9)20 分钟后观察患者局部反应,做出判断。

(10)协助患者取舒适体位,整理床单位。

(11)快速手消毒剂消毒双手,签名。

(12)推车回治疗室,按医疗废物处理原则处理用物。

五、20 分钟后判断结果

(1)核对患者床号、姓名、住院号和腕带(请患者自己说出床号和姓名)。

(2)须经两人判断皮试结果,并将结果告知患者和家属。

(3)洗手,皮试结果记录在病历、护理记录单和病员一览表等处。阳性用红笔标记“+”,阴性用蓝色或黑笔标记“-”。

(4)如对结果有怀疑,应在另一侧前臂皮内注入 0.1 mL 生理盐水做对照试验。

六、皮内试验结果判断

(一)阴性

皮丘无改变,周围无红肿,并无自觉症状。

(二)阳性

局部皮丘隆起,局部出现红晕、硬块,直径>1 cm 或周围有伪足;或局部出现红晕,伴有小水疱者;或局部发痒者为阳性。严重时可出现过敏性休克。观察反应的同时,应询问有无头晕、心慌、恶心、胸闷、气短、发麻等不适症状,如出现上述症状时不可使用青霉素。

七、注意事项

(1)皮试药液要现用现配,剂量准确。

(2)备好相应抢救设备与药物,及时处理变态反应。

(3)行皮试前,尤其行青霉素过敏试验前必须询问患者家族史、用药史和药物过敏史,如有药物过敏史者不可做试验。

(4)药物过敏试验时,患者体位要舒适,不可采取直立位。

(5)选择注射部位时应注意避开瘢痕和皮肤红晕处。

(6)皮肤试验时禁用碘剂消毒,对乙醇过敏者可用生理盐水消毒,避免反复用力涂擦局部皮肤。

(7)拔出针头后,注射部位不可用棉球按压揉擦,以免影响结果观察。

(8)进针角度以针尖斜面全部刺入皮内为宜,进针角度过大易将药液注入皮下,影响结果的观察和判断。

(9)如需做对照实验,应用另一注射器和针头,抽吸无菌生理盐水,在另一前臂相同部位皮内注射0.1 mL,观察 20 分钟进行对照。告知患者皮试后 20 分钟内不要离开病房。如对结果有怀疑,应在另一侧前臂皮内注入 0.1 mL 生理盐水做对照试验。

(10)正确判断试验结果,对皮试结果阳性者,应在病历、床头或腕带、门诊病历和病员一览表上醒目标记,并将结果告知医师、患者和家属。

(11)特殊药物皮试,按要求观察结果。

第三节 肌内注射

一、目的

注入药物,用于不宜或不能口服或静脉注射,且要求比皮下注射更快发生疗效时。

二、评估

(一)评估患者

(1)双人核对医嘱。

(2)核对患者床号、姓名、住院号和腕带(请患者自己说出床号和姓名)。

(3)评估患者病情、治疗情况、意识状态、用药史、药物过敏史、不良反应史、肢体活动能力和合作程度。

(4)向患者解释操作目的和过程,取得患者配合。

(5)查看注射部位皮肤情况(皮肤颜色,有无皮疹、感染和皮肤划痕阳性)。

(6)协助患者取舒适坐位或卧位。

(二)评估环境

安静整洁,宽敞明亮,必要时遮挡。

三、操作前准备

(一)人员准备

仪表整洁,符合要求。洗手,戴口罩。

(二)按医嘱配制药液

(1)操作台:注射盘、无菌盘、2 mL 注射器、5 mL 注射器、医嘱所用药液、安尔碘、无菌棉签。如注射用药为油剂或混悬液,需备较粗针头。

(2)双人核对药物标签、药名、浓度、剂量、有效期、给药途径。

(3)检查瓶口有无松动、瓶身有无破裂、药液有无混浊、变质。

(4)检查无菌注射器、安尔碘、无菌棉签等,包装无破裂,在有效期内。

(5)按正规操作抽吸药液,并贴好标识,置于无菌盘内。

(6)再次核对药液,记录时间并签名。

(三)物品准备

治疗车上层放置无菌盘(内置抽吸好药液)、安尔碘、注射单、无菌棉签、快速手消毒剂,以上物品符合要求,均在有效期内。治疗车下层放置生活垃圾桶、医疗废物桶、锐器盒。

四、操作程序

(1)携用物推车至患者床旁,核对床号、姓名、住院号和腕带(请患者自己说出床号和姓名)。

(2)协助患者取舒适体位,暴露注射部位,注意保暖,保护患者隐私,必要时可遮挡。

(3)选择注射部位(臀大肌、臀中肌、臀小肌、股外侧和上臂三角肌)。

(4)常规消毒皮肤,待干。

(5)再次核对患者床号、姓名和药名。

(6)拿取药液并排尽空气,取干棉签,夹于左手示指与中指之间,以一手拇指和示指绷紧局部皮肤,另一手持注射器,中指固定针栓,将针头迅速垂直刺入,深度约为针梗的 2/3。

(7)松开紧绷皮肤的手,抽动活塞。如无回血,缓慢注入药液,同时观察反应。

(8)注射毕,用无菌干棉签轻按进针处,快速拔针,按压片刻。

(9)再次核对患者床号、姓名和药名。

(10)协助患者取舒适体位,整理床单位,注射后观察用药反应。

(11)快速手消毒剂消毒双手,记录时间并签名。

(12)推车回治疗室,按医疗废物处理原则处理用物。

(13)洗手,根据病情书写护理记录单。

五、常用肌内注射定位方法

(一)臀大肌肌内注射定位法

注射时应避免损伤坐骨神经。

1.十字法

从臀裂顶点向左或右侧画一水平线,然后从髂嵴最高点做一垂线,将一侧臀部被划分为 4 个象限,其外上象限并避开内角为注射区。

2.连线法

从髂前上棘至尾骨做一连线,其外 1/3 处为注射部位。

(二)臀中肌、臀小肌肌内注射定位法

(1)以示指尖和中指尖分别置于髂前上棘和髂嵴下缘处,在髂嵴、示指、中指之间构成一个三角形区域,示指与中指构成的内角为注射部位。

(2)髂前上棘外侧三横指处(以患者手指的宽度为标准)。

(三)股外侧肌内注射射定位法

在股中段外侧,一般成人可取髋关节下 10 cm 至膝关节的范围。此处大血管、神经干很少通过,且注射范围广,可供多次注射,尤适用于 2 岁以下的幼儿。

(四)上臂三角肌内注射定位法

取上臂外侧,肩峰下 2～3 横指处。此处肌肉较薄,只可做小剂量注射。

(五)体位准备

1.卧位

臀部肌内注射时,为使局部肌肉放松,减轻疼痛与不适,可采用以下姿势。

(1)侧卧位:上腿伸直,放松,下腿稍弯曲。

(2)俯卧位:足尖相对,足跟分开,头偏向一侧。

(3)仰卧位:常用于危重和不能翻身的患者,采用臀中肌、臀小肌肌内注射法较为方便。

2.坐位

为门诊患者接受注射时常用体位。可供上臂三角肌或臀部肌内注射时采用。

六、注意事项

(1)遵医嘱和药品说明书使用药品。

(2)药液要现用现配,在有效期内,剂量要准确。选择两种药物同时注射时,应注意配伍禁忌。

(3)注射时应做到“两快一慢”(进针、拔针快,推注药液慢)。

(4)选择合适的注射部位,避免刺伤神经和血管,无回血时方可注射。

(5)注射时切勿将针梗全部刺入,以防针梗从根部衔接处折断。若针头折断,应先稳定患者情绪,并嘱患者保持原位不动,固定局部组织,以防断针移位,同时尽快用无菌血管钳夹住断端取出;如断端全部埋入肌肉,应速请外科医师处理。

(6)对需长期注射者,应交替更换注射部位,并选择细长针头,以避免减少硬结的发生。如因长期多次注射出现局部硬结时,可采用热敷、理疗等方法予以处理。

(7)2 岁以下婴幼儿不宜选用臀大肌内注射,因其臀大肌尚未发育好,注射时有损伤坐骨神经的危险,最好选择臀中肌和臀小肌内注射。

第四节 静脉注射

一、目的

(1)所选用药物不宜口服、皮下及肌内注射,又需迅速发挥药效时。

(2)注入药物做某些诊断性检查,如对肝、肾、胆囊等造影时需静脉注入造影剂。

二、评估

(一)评估患者

(1)双人核对医嘱。

(2)核对患者床号、姓名、住院号和腕带(请患者自己说出床号和姓名)。

(3)了解患者病情、意识状态、配合能力、药物过敏史、用药史。

(4)评估患者穿刺部位的皮肤状况、肢体活动能力、静脉充盈度和管壁弹性。选择合适的静脉注射部位,评估药物对血管的影响程度。

(5)向患者解释静脉注射的目的和方法,告知所注射药物的名称,取得患者配合。

(二)评估环境

安静整洁,宽敞明亮。

三、操作前准备

(一)人员准备

仪表整洁,符合要求。洗手,戴口罩。

(二)物品准备

1.操作台

治疗单、静脉注射所用药物、注射器。

2.按要求检查所需用物,符合要求方可使用

(1)双人核对药物名称、浓度、剂量、有效期、给药途径。

(2)检查药物的质量、标签,液体有无沉淀和变色,有无渗漏、浑浊和破损。

(3)检查注射器和无菌棉签的有效期、包装是否紧密无漏气,安尔碘的使用日期是否在有效期内。

3.配制药液

(1)安尔碘棉签消毒药物瓶口,掰开安瓿,瓿帽弃于锐器盒内。

(2)打开注射器,将外包装袋置于生活垃圾桶内,固定针头,回抽针栓,检查注射器,取下针帽置于生活垃圾桶内,抽取安瓿内药液,排气,置于无菌盘内。在注射器上贴上患者床号、姓名、药物名称、用药方法的标签。

(3)再次核对空安瓿和药物的名称、浓度、剂量、用药方法和时间。

4.备用物品

治疗车上层治疗盘内放置备用注射器一支、安尔碘、无菌棉签,无菌盘内放置配好的药液、垫巾。以上物品符合要求,均在有效期内。治疗车下层放置生活垃圾桶、医疗废物桶、锐器盒,含有效氯 250 mg/L 消毒液桶。

四、操作程序

(1)携用物推车至患者床旁,核对床号、姓名、住院号和腕带(请患者自己说出床号和姓名)。

(2)向患者说明静脉注射的方法、配合要点、注射药物的作用和不良反应。

(3)协助患者取舒适体位,充分暴露穿刺部位,放垫巾于穿刺部位下方。

(4)在穿刺部位上方 5～6 cm 处扎压脉带,末端向上,以防污染无菌区。

(5)安尔碘棉签消毒穿刺部位皮肤,以穿刺点为中心向外螺旋式旋转擦拭,直径>5 cm。

(6)再次核对患者床号、姓名和药名。

(7)嘱患者握拳,使静脉充盈,左手拇指固定静脉下端皮肤,右手持注射器与皮肤呈 15°～30°自静脉上方或侧方刺入,见回血可再沿静脉进针少许。

(8)保留静脉通路者,安尔碘棉签消毒静脉注射部位三通接口,以接口处为中心向外螺旋式旋转擦拭。

(9)静脉注射过程中,观察局部组织有无肿胀,严防药液渗漏,如出现渗漏立即拔出针头,按压局部,另行穿刺。

(10)拔针后,指导患者按压穿刺点 3 分钟,勿揉,凝血功能差的患者适当延长按压时间。

(11)再次核对患者床号、姓名和药名。

(12)将压脉带与输液垫巾对折取出,输液垫巾置于生活垃圾桶内,压脉带放于含有效氯250 mg/L 消毒液桶中。整理患者衣物和床单位,观察有无不良反应,并向患者讲明注射后注意事项。快速手消毒剂消毒双手,推车回治疗室,按医疗废物处理原则处理用物。

(13)洗手,在治疗单上签名并记录时间。按护理级别书写护理记录单。

五、注意事项

(1)严格执行查对制度,需双人核对医嘱。

(2)严格遵守无菌操作原则。

(3)了解注射目的、药物对血管的影响程度、给药途径、给药时间和药物过敏史。

(4)选择粗直、弹性好、易固定的静脉,避开关节和静脉瓣。常用的穿刺静脉为肘部浅静脉、贵要静脉、肘正中静脉、头静脉。小儿多采用头皮静脉。

(5)根据患者年龄、病情和药物性质掌握注入药物的速度,并随时听取患者主诉,观察病情变化。必要时使用微量注射泵。

(6)对需要长期注射者,应有计划地由小到大、由远心端到近心端选择静脉。

(7)根据药物特性和患者肝、肾功能或心脏功能,采用合适的注射速度。随时听取患者主诉,观察体征和其病情变化。

第五节　口腔护理技术

一、卧床患者

(一)目的

保持患者口腔清洁,预防口腔感染;观察口腔黏膜和舌苔有无异常,便于了解病情变化。

(二)操作前准备

1.告知患者及家属

告知操作目的、方法、注意事项,指导患者操作过程中的配合。

2.评估患者

(1)病情、意识状态、自理能力、治疗情况、合作程度。

(2)口唇、口腔黏膜、牙龈、舌苔状况;有无活动性义齿。

3.操作护士

着装整洁、修剪指甲、洗手、戴口罩。

4.物品准备

治疗车、治疗盘、口腔护理包、口腔护理液、温开水、一次性多用巾(或毛巾)、手电筒、隔离衣、快速手消毒剂、消毒桶、污物桶;遵医嘱备口腔用药。

5.环境

整洁、安静。

(三)操作过程

(1)穿隔离衣,携用物至患者床旁,核对腕带及床头卡。

(2)协助患者取适宜体位、头偏向操作者。

(3)颌下垫多用巾,放置弯盘。

(4)温水棉球湿润口唇。

(5)药液棉球擦拭牙齿表面、颊部、舌面、舌下及硬腭部。

(6)清点棉球,温开水漱口。

(7)擦净面部,观察口腔情况,必要时遵医嘱用药。

(8)撤去多用巾。

(9)整理床单位,协助患者恢复舒适体位。

(10)整理用物,按医疗垃圾分类处理用物。

(11)脱隔离衣。

(12)擦拭治疗车。

(13)洗手、记录、确认医嘱。

(四)注意事项

(1)擦拭过程中,动作应轻柔,特别是对有凝血功能障碍的患者,应防止碰伤黏膜及牙龈。

(2)有活动性义齿的患者协助清洗义齿。

(五)评价标准

(1)患者和家属知晓护士告知的事项,对服务满意。

(2)患者感觉舒适、口腔清洁,黏膜、牙齿无损伤。

(3)遵循查对制度,符合标准预防原则。

(4)操作过程规范、安全,动作轻柔。

二、昏迷患者

(一)目的

为昏迷患者行口腔护理,使患者舒适、预防感染。

(二)操作前准备

1.告知家属

操作目的、方法。

2.评估患者

(1)病情、意识状态、自理能力、治疗情况、合作程度。

(2)口唇、口腔黏膜、牙龈、舌苔状况;有无活动性义齿。

3.操作护士

着装整洁、修剪指甲、洗手、戴口罩。

4.物品准备

治疗车、口腔护理包、口腔护理液、手电筒、遵医嘱选择口腔药物、开口器、温开水、快速手消毒剂、隔离衣、消毒桶、污物桶。

(三)操作步骤

(1)穿隔离衣,携用物至患者床旁,核对腕带、床头卡。

(2)协助患者取安全、适宜体位。

(3)颌下垫治疗巾,放置弯盘。

(4)温水棉球湿润嘴唇,牙关紧闭者使用开口器。

(5)药液棉球擦洗方法同口腔护理。

(6)温水棉球再次擦洗。

(7)清点棉球,观察口腔情况。

(8)协助患者取舒适卧位。

(9)整理用物及床单位,按医疗垃圾分类处理用物。

(10)脱隔离衣,擦拭治疗车。

(11)洗手、记录、确认医嘱。

(四)注意事项

(1)操作时避免弯钳触及牙龈或口腔黏膜。

(2)棉球不宜过湿,操作中注意夹紧棉球,防止遗留在口腔内,禁止漱口。

(3)有活动性义齿的患者协助清洗义齿。

(4)使用开口器时从第二臼齿处放入。

(五)评价标准

(1)家属知晓护士告知的事项,对服务满意。

(2)遵循查对制度,消毒隔离、标准预防原则。

(3)护士操作过程规范、熟练,动作轻柔。

三、气管插管患者

(一)目的

为气管插管患者行口腔护理,使患者舒适、预防感染。

(二)操作前准备

1.告知患者和家属

操作目的、方法。

2.评估患者

(1)病情、生命体征、意识状态与合作程度。

(2)口腔黏膜有无出血点、溃疡、异味及口腔卫生状况。

(3)气管导管外露部分距门齿的长度。

3.操作护士

着装整洁、修剪指甲、洗手、戴口罩。

4.物品准备

治疗车、口腔护理包、一次性密闭式吸痰管、快速手消毒剂、隔离衣、消毒桶、污物桶等。

5.环境

整洁、安静。

(三)操作步骤

(1)穿隔离衣,携用物至患者床旁,核对腕带、床头卡。

(2)根据患者的病情,协助患者摆好体位。

(3)检查气囊压力,进行气管插管吸痰,并吸净口腔内的分泌物。

(4)测量气管导管外露部分距门齿的长度。

(5)两人配合,一人固定导管,另一人进行口腔护理(同昏迷患者口腔护理操作)。

(6)操作完毕后,将牙垫置于导管的一侧并固定,定期更换牙垫位置。

(7)再次测量气管导管外露长度和气囊压力。

(8)观察胸廓起伏情况,听诊双肺呼吸音。

(9)整理用物及床单位,按医疗垃圾分类处理用物。

(10)脱隔离衣,擦拭治疗车。

(11)洗手、记录、确认医嘱。

(四)注意事项

(1)操作前测量气囊压力。

(2)操作前后认真清点棉球数量,禁止漱口,可采取口鼻腔冲洗。

(3)检查气管导管深度和外露长度,避免移位和脱出。

(4)躁动者适当约束或应用镇静药。

(五)评价标准

(1)患者和家属能够知晓护士告知的事项,对服务满意。

(2)遵循查对制度,符合无菌技术,标准预防原则。

(3)操作过程规范、安全,动作娴熟。

第六节　排痰技术

一、有效排痰法

(一)目的

对不能有效咳痰的患者进行叩背,协助排出肺部分泌物,保持呼吸道通畅。

(二)操作前准备

1.告知患者

操作目的、方法、注意事项、配合方法。

2.评估患者

(1)病情、意识状态、咳痰能力、影响咳痰的因素、合作能力。

(2)痰液的颜色、性质、量、气味。

(3)肺部呼吸音情况。

3.操作护士

着装整洁、修剪指甲、洗手、戴口罩。

4.物品准备

听诊器、隔离衣、快速手消毒剂,必要时备雾化面罩、雾化液。

5.环境

整洁、安静。

(三)操作步骤

(1)穿隔离衣,核对腕带及床头卡。

(2)协助患者取侧卧位或坐位。

(3)叩击患者胸背部,手指合拢呈杯状由肺底自下而上、自外向内叩击。

(4)拍背后,嘱患者缓慢深呼吸用力咳出痰液。

(5)听诊肺部呼吸音清。

(6)协助患者清洁口腔。

(7)整理床单位,协助患者取舒适卧位。

(8)整理用物,脱隔离衣。

(9)洗手、记录,确认医嘱。

(四)注意事项

(1)注意保护胸、腹部伤口,合并气胸、肋骨骨折时禁做叩击。

(2)根据患者体型、营养状况、耐受能力,合理选择叩击方式、时间和频率。

(3)操作过程中密切观察患者意识及生命体征变化。

(五)评价标准

(1)患者能够知晓护士告知的事项,对服务满意。

(2)操作过程规范、安全,动作娴熟。

二、经鼻或经口腔吸痰

(一)目的

充分吸出痰液,保持患者呼吸道通畅,确保患者安全。

(二)操作前准备

1.告知患者和家属

操作目的、方法、注意事项、配合方法。

2.评估患者

(1)病情、意识状态、生命体征、承受能力、合作程度。

(2)双肺呼吸音、痰鸣音、氧疗情况、SpO_2、咳嗽能力。

(3)痰液的性状。

(4)义齿、口腔及鼻腔状况。

3.操作护士

着装整洁、修剪指甲、洗手、戴口罩。

4.物品准备

治疗车、治疗盘、吸痰包、一次性吸痰管、灭菌注射用水、负压吸引装置一套、隔离衣、快速手消毒剂、污物桶、消毒桶;必要时备压舌板、开口器、舌钳、口咽通气道、听诊器。

5.环境

整洁、安静。

(三)操作过程

(1)穿隔离衣,携用物至患者床旁,核对腕带及床头卡。

(2)协助患者取适宜卧位,取下活动义齿。

(3)连接电源,打开吸引器,调节负压吸引压力20.0～26.7 kPa(150～200 mmHg)。

(4)戴一次性无菌手套,连接吸痰管。

(5)吸痰管经口或鼻插入气道(进管时阻断负压),边旋转边向上提拉,每次吸痰时间不超过15秒。

(6)吸痰过程中密切观察患者生命体征、血氧饱和度及痰液情况,听诊呼吸音。

(7)吸痰结束,用手上的一次性手套包裹吸痰管,丢入污物桶。

(8)冲洗管路。

(9)整理床单位,协助患者取安全、舒适体位。

(10)整理用物,按医疗垃圾分类处理用物;消毒仪器及管路。

(11)脱隔离衣,擦拭治疗车。

(12)洗手、记录、确认医嘱。

(四)注意事项

(1)观察患者生命体征、血氧饱和度变化及痰液情况,并准确记录。

(2)遵循无菌原则,插管动作轻柔。吸痰管到达适宜深度前避免负压,逐渐退出的过程中提供负压。

(3)选择粗细、长短、质地适宜的吸痰管。

(4)按需吸痰,每次吸痰时均须更换吸痰管。

(5)患者痰液黏稠时可以配合翻身叩背、雾化吸入,患者发生缺氧症状时(如发绀、心率下降)应停止吸痰,休息后再吸。

(6)吸痰过程中,鼓励并指导清醒患者深呼吸,进行有效咳痰。

(五)评价标准

(1)患者和家属能够知晓护士告知的事项,并能配合操作。

(2)遵循无菌原则、消毒隔离制度。

(3)操作过程规范、安全、有效,动作轻柔。

三、气管插管吸痰

(一)目的

充分吸出痰液,保持患者呼吸道通畅。

(二)操作前准备

1.告知患者和家属

操作目的、方法、注意事项、配合方法。

2.评估患者

(1)病情、意识状态、合作程度。

(2)心电监护及管路状况。

3.操作护士

着装整洁、修剪指甲、洗手、戴口罩。

4.物品准备

治疗车、负压吸引装置一套、一次性吸痰管、无菌生理盐水、隔离衣、快速手消毒剂、污物桶、消毒桶。

5.环境

安静、整洁。

(三)操作过程

(1)穿隔离衣,携用物至患者床边,核对患者腕带及床头卡。

(2)协助患者取仰卧位,头偏向操作者侧。

(3)吸痰前给予 2 分钟纯氧吸入。

(4)连接电源,打开吸引器,调节负压吸引压力 20.0～26.7 kPa(150～200 mmHg)。

(5)戴一次性无菌手套,连接吸痰管。

(6)正确开放气道,迅速将吸痰管插入至适宜深度,边旋转边向上提拉,每次吸痰时间不超过 15 秒。

(7)观察患者生命体征、血氧饱和度变化,痰液的性状、量及颜色,听诊呼吸音。

(8)吸痰结束后再给予纯氧吸入 2 分钟。

(9)吸痰管用手上的一次性手套包裹,丢入污物桶。

(10)冲洗管路并妥善放置。

(11)整理床单位,协助患者取安全、舒适体位。

(12)整理用物,按医疗垃圾分类处理用物。

(13)脱隔离衣,擦拭治疗车。

(14)洗手、记录、确认医嘱。

(四)注意事项

(1)观察患者生命体征及呼吸机参数变化,如呼吸道被痰液堵塞、窒息,发生应立即吸痰。

(2)遵循无菌原则,每次吸痰时均须更换吸痰管,应先吸气管内,再吸口鼻处。

(3)吸痰前整理呼吸机管路,倾倒冷凝水。

(4)掌握适宜的吸痰时间。呼吸道管路每周更换消毒一次,发现污染严重,随时更换。

(5)注意吸痰管插入是否顺利,遇有阻力时,应分析原因,不得粗暴操作。

(6)选择型号适宜的吸痰管,吸痰管外径应≤气管插管内径的 1/2。

(7)吸痰过程中,鼓励并指导清醒患者深呼吸,进行有效咳痰。

(五)评价标准

(1)患者和家属能够知晓护士告知的事项,并能配合操作。

(2)遵循无菌技术、标准预防、消毒隔离原则。

(3)护士操作过程规范、安全、有效。

四、排痰机使用

(一)目的

协助排除肺部痰液,预防、减轻肺部感染。

(二)操作前准备

1.告知患者

操作目的、方法、注意事项、配合方法。

2.评估患者

(1)病情、意识状态、耐受能力、心理反应、合作程度。

(2)胸部皮肤情况及肺部痰液分布情况。

3.操作护士

着装整洁、修剪指甲、洗手、戴口罩。

4.物品准备

振动排痰机、叩击头套、快速手消毒剂。

5.环境

整洁、安静、私密。

(三)操作步骤

(1)携用物至患者床旁,核对腕带及床头卡。

(2)协助患者取适宜体位。

(3)连接振动排痰机电源,开机。

(4)调节强度、频率。

(5)选择排痰模式(自动和手动),定时。

(6)安装适宜的叩击头及套。

(7)叩击头振动后,方可放于胸部背部及前后两侧并给予适当的压力治疗。

(8)治疗结束,撤除叩击头套。

(9)整理床单位,协助患者取安全、舒适卧位。

(10)整理用物,按医疗垃圾分类处理用物。

(11)洗手、记录、确认医嘱。

(四)注意事项

(1)注意皮肤感染、胸部肿瘤、心内附壁血栓、严重心房颤动、心室颤动、急性心肌梗死、不能耐受振动的患者禁忌使用。

(2)密切监测患者病情变化,如患者感到不适,应及时停止治疗。

(3)应将叩击头置于叩击部位不动,持续数秒,再更换叩击部位,或叩击头缓慢在身体表面移动,要避免快速移动,以免影响治疗效果。

(4)根据患者情况选择治疗时间,一般为5~10分钟。

(五)评价标准

(1)患者和家属能够知晓护士告知的事项,对服务满意。

(2)注意观察患者肺部情况。

(3)护士操作过程规范、准确。

第七节 洗 胃 术

一、适应证

一般在服毒后6小时内洗胃效果最好。但当服毒量大、所服毒物吸收后可经胃排出,即使超过6小时,多数情况下仍需洗胃。对昏迷、惊厥患者洗胃时应注意保护呼吸道,避免发生误吸。

二、禁忌证

(1)腐蚀性毒物中毒。

(2)正在抽搐、大量呕血者。

(3)原有食管胃底静脉曲张或上消化道大出血病史者。

三、洗胃液的选择

对不明原因的中毒应选用清水或生理盐水洗胃,如已知毒物种类,则按医嘱选用特殊洗胃液。

(一)胃黏膜保护剂

对吞服腐蚀性毒物者,可用牛奶、蛋清、米汤、植物油等保护胃肠黏膜。

(二)溶剂

脂溶性毒物(如汽油、煤油等)中毒时,可先口服或胃管内注入液状石蜡150~

200 mL，使其溶解而不被吸收，然后进行洗胃。

（三）吸附剂

活性炭是强力吸附剂，能吸附多种毒物。但不能很好吸附乙醇、铁等毒物。因活性炭的效用有时间依赖性，因此应在摄毒 60 分钟内给予活性炭。活性炭结合是一种饱和过程，需要应用超过毒物的足量活性炭来吸附毒物，应注意按医嘱保证给予所需的量。首次 1～2 g/kg，加水200 mL，可口服或经胃管注入，2～4 小时重复应用 0.5～1.0 g/kg，直至症状改善。

（四）解毒剂

可通过与体内存留的毒物发生中和、氧化、沉淀等化学反应，改变毒物的理化性质，使毒物失去毒性。

（五）中和剂

对吞服强腐蚀性毒物的患者，可服用中和剂中和，如吞服强酸时可用弱碱（如镁乳、氢氧化铝凝胶等）中和，不要用碳酸氢钠，因其遇酸可生成二氧化碳，使胃膨胀，造成穿孔的危险。强碱可用弱酸类物质（如食醋、果汁等）中和。

（六）沉淀剂

有些化合物可与毒物作用，生成溶解度低、毒性小的物质，因而可用作洗胃剂。乳酸钙或葡萄糖酸钙与氟化物或草酸盐作用，可生成氟化钙或草酸钙沉淀；生理盐水与硝酸银作用生成氯化银沉淀；2%～5%硫酸钠可与可溶性钡盐生成不溶性硫酸钡沉淀。

四、洗胃的护理

（1）严格掌握洗胃的适应证、禁忌证。

（2）解释洗胃的目的、必要性和并发症，使患者或家属知情同意并签字。

（3）取头低脚高左侧卧位。

（4）置入胃管的长度：由鼻尖经耳垂至胸骨剑突的距离，一般为 50～55 cm。

（5）中毒物质不明时，应选用温开水或生理盐水洗胃，强酸、强碱中毒禁忌洗胃。

（6）水温控制在 35 ℃左右，过热可促进局部血液循环，加快吸收；过冷可加速胃蠕动，从而促进毒物排入肠腔。

（7）严格掌握洗胃原则：先出后入、快进快出、出入基本平衡。应留取首次抽吸物标本做毒物鉴定。每次灌洗量为 300～500 mL，一般总量为 25 000～50 000 mL。

需要反复灌洗，直至洗出液澄清、无味为止。

(8)严密观察病情，洗胃过程中防止误吸，有出血、窒息、抽搐应立即停止洗胃，通知医师。

(9)拔胃管时，要先将胃管尾部夹住，以免拔胃管过程中管内液体反流入气管内。

(10)洗胃后整理用物，观察并记录洗胃液的量、颜色及患者的反应，同时记录患者的生命体征。严格清洗和消毒洗胃机。

第八节　导尿技术

一、女患者导尿法

(一)目的

为昏迷、尿潴留、尿失禁或会阴部有损伤者，留置尿管以保持局部干燥清洁，协助临床诊断、治疗、手术。

(二)操作前准备

(1)告知患者和家属：操作目的、方法、注意事项、配合方法及可能出现的并发症。

(2)签知情同意书。

(3)评估患者：①病情、意识状态、自理能力、合作程度及耐受力；②膀胱充盈度；③会阴部清洁程度及皮肤黏膜状况。

(4)操作护士：着装整洁、修剪指甲、洗手、戴口罩。

(5)物品准备：治疗车、一次性导尿包、一次性多用巾、快速手消毒剂、隔离衣、污物桶、消毒桶；必要时备会阴冲洗包、冲洗液、便盆。

(6)环境：整洁、安静、温度适宜、私密。

(三)操作过程

(1)穿隔离衣，携用物至患者床边，核对患者腕带及床头卡。

(2)关闭门窗。

(3)协助患者摆好体位，脱去对侧裤腿盖在近侧腿部，取仰卧屈膝位。

(4)两腿外展,暴露会阴部。

(5)多用巾铺于患者臀下,打开导尿包外包装,初步消毒物品置于两腿之间。

(6)一手戴手套,将碘伏棉球放入消毒弯盘内,另一手持镊子依次消毒阴阜、双侧大阴唇、双侧小阴唇外侧、内侧和尿道口(每个棉球限用1次),顺序为由外向内、自上而下。

(7)脱手套,处理用物,快速手消毒剂洗手。

(8)将导尿包置于患者双腿之间,打开形成无菌区。

(9)戴无菌手套,铺孔巾。

(10)检查气囊,将导尿管与引流袋连接备用。将碘伏棉球放于无菌盘内,用液状石蜡纱布润滑尿管前端至气囊后4～6 cm。

(11)用纱布分开并固定小阴唇,再次按照无菌原则消毒尿道口、左、右小阴唇内侧,最后1个棉球在尿道口停留10秒。

(12)更换镊子,夹住导尿管插入尿道内4～6 cm,见尿后再插入5～7 cm,夹闭尿管开口。

(13)按照导尿管标明的气囊容积向气囊内缓慢注入无菌生理盐水,轻拉尿管有阻力后,连接引流袋。

(14)摘手套妥善固定引流管及尿袋,位置低于膀胱,尿管标识处注明置管日期。

(15)整理床单位,协助患者取舒适卧位。

(16)整理用物,按医疗垃圾分类处理用物。

(17)脱隔离衣,擦拭治疗车。

(18)洗手、记录置管日期,尿液的量、性质、颜色等,确认医嘱。

(四)注意事项

(1)严格执行查对制度和无菌操作技术原则。

(2)保护患者隐私。

(3)对膀胱高度膨胀且极度虚弱的患者,第一次放尿不得超过1 000 mL,以免膀胱骤然减压引起血尿和血压下降导致虚脱。

(4)为女患者插尿管时,如导尿管误入阴道,应另换无菌导尿管重新插管。

(5)插入尿管动作要轻柔,以免损伤尿道黏膜。

(6)维持密闭的尿路排泄系统在患者的膀胱水平以下,避免挤压尿袋。

(五)评价标准

(1)患者和家属知晓护士告知的事项,对操作满意。

(2)遵循查对制度,符合无菌技术、标准预防原则。

(3)操作规范、安全,动作娴熟。

(4)尿管与尿袋连接紧密,引流通畅,固定稳妥。

二、男患者导尿法

(一)目的

同女性患者。

(二)操作前准备

评估男性患者有无前列腺疾病等引起尿路梗阻的情况,余同女性患者。

(三)操作过程

(1)穿隔离衣,携用物至患者床边,核对患者腕带及床头卡。

(2)关闭门窗。

(3)协助患者摆好体位,脱去对侧裤腿盖在近侧腿部,取仰卧屈膝位。

(4)两腿外展,暴露会阴部。

(5)多用巾铺于患者臀下,打开导尿包外包装,初步消毒物品置于两腿之间。

(6)一手戴手套,将碘伏棉球放入消毒弯盘内,另一手持镊子依次消毒阴阜、阴茎、阴囊。用纱布裹住患者阴茎,使阴茎与腹壁呈 60°,将包皮向后推,暴露尿道口,用碘伏棉球由内向外螺旋式消毒尿道口、龟头及冠状沟 3 次,每个棉球限用 1 次。

(7)脱手套,处理用物,快速手消毒剂洗手。

(8)将导尿包置于患者双腿之间,打开形成无菌区。

(9)戴无菌手套,铺孔巾。

(10)检查气囊,将导尿管与引流袋连接备用。将碘伏棉球放于无菌盘内,用液状石蜡纱布润滑尿管前端至气囊后 20～22 cm。

(11)一手持纱布包裹阴茎后稍提起和腹壁呈 60°,将包皮后推,暴露尿道口。以螺旋方式消毒尿道口、龟头、冠状沟 3 次,每个棉球限用 1 次,最后一个棉球在尿道口停留 10 秒。

(12)提起阴茎与腹壁呈 60°,更换镊子持导尿管,对准尿道口轻轻插入 20～22 cm,见尿后再插入 5～7 cm。

(13)按照导尿管标明的气囊容积向气囊内缓慢注入无菌生理盐水,轻拉尿管有阻力后,撤孔巾。

(14)摘手套妥善固定引流管及尿袋,尿袋的位置低于膀胱,尿管应有标识并注明置管日期。

(15)整理床单位,协助患者取舒适卧位。

(16)整理用物、按医疗垃圾分类处理用物。

(17)脱隔离衣,擦拭治疗车。

(18)洗手、记录置管日期,尿液的量、性质、颜色等,确认医嘱。

(四)注意事项

(1)严格执行查对制度和无菌操作技术原则。

(2)保护患者隐私。

(3)对膀胱高度膨胀且极度虚弱的患者,第一次放尿不得超过 1 000 mL,以免膀胱骤然减压引起血尿和血压下降导致虚脱。

(4)插入尿管动作要轻柔,以免损伤尿道黏膜。

(5)男性患者包皮和冠状沟易藏污垢,导尿前要彻底清洁,导尿管插入前建议使用润滑止痛胶,插管遇阻力时切忌强行插入,必要时请专科医师插管。

(五)评价标准

(1)患者和家属知晓护士告知的事项,对操作满意。

(2)遵循查对制度,符合无菌技术、标准预防原则。

(3)操作规范、安全,动作娴熟。

(4)尿管与尿袋连接紧密,引流通畅,固定稳妥。

第九节 铺床技术

一、备用床

(一)目的

保持病室整洁,准备接收新患者。

(二)操作前准备

1.操作护士

着装整洁,修剪指甲,洗手,戴口罩。

2.物品准备

床、床垫、床褥、棉被或毛毯、枕芯、床罩、床单、被套、枕套。

3.环境

整洁、安静。

(三)操作过程

(1)移开床旁桌椅于适宜位置。

(3)用物按使用顺序放于床旁椅上。

(3)检查床垫。

(4)将床褥齐床头平放于床垫上,并铺平。

(5)铺床单或床罩。

(6)将棉被或毛毯套入被套内。

(7)两侧内折后与床内沿平齐。

(8)尾端塞于床垫下。

(9)套枕套,将枕头平放于床头正中。

(10)移回床旁桌、椅。

(11)处理用物,洗手。

(四)注意事项

(1)注意省时、节力,防止职业损伤。

(2)铺床时,病室内无患者进食或治疗。

(五)评价标准

(1)用物准备齐全。

(2)床单位整洁、美观。

二、麻醉床

(一)目的

便于接收和护理麻醉手术后的患者;使患者安全、舒适、预防并发症。

(二)操作前准备

1.评估患者

诊断、病情、手术和麻醉方式。

2.操作护士

着装整洁、修剪指甲、洗手、戴口罩。

3.物品准备

(1)床上用物:床垫、床褥、棉被或毛毯、枕芯、床罩、一次性中单、被套、枕套。

(2)麻醉护理盘:治疗巾、开口器、舌钳、通气导管、牙垫、弯盘、吸氧管、吸痰管、棉签、压舌板、镊子、纱布。

(3)其他:心电监护仪、听诊器、血压计、吸氧装置、吸痰装置、生理盐水、手电筒、胶布、护理记录单、笔、输液架。

4.环境

安静、整洁。

(三)操作过程

(1)移开床旁桌椅于适宜位置。

(2)用物按使用顺序放于床旁椅上。

(3)从床头至床尾铺平床褥后,铺上床罩、根据患者手术麻醉情况和手术部位铺中单。

(4)将棉被或毛毯套入被套内。

(5)盖被尾端向上反折,齐床尾。

(6)将背门一侧盖被塞于床垫下,对齐床沿。

(7)将近门一侧盖被边缘向上反折,对齐床沿。

(8)套枕套后,将枕头横立于床头正中。

(9)移回床旁桌、椅。

(10)处理用物。

(11)洗手。

(四)注意事项

(1)注意省时、节力,防止职业损伤。

(2)枕头平整、充实。

(3)病室及床单位整洁、美观。

(五)评价标准

(1)用物准备齐全。

(2)操作过程规范,符合省时、省力原则。

(3)床单位整洁、美观、符合术后护理要求。

三、卧床患者更换床单

(一)目的

为卧床患者更换床单,保持清洁,增进舒适。

(二)操作前准备

1.告知患者

更换床单的目的及过程,教会患者配合方法。

2.评估患者

(1)病情、意识、身体移动能力及合作程度。

(2)有无肢体活动障碍、偏瘫和骨折。

(3)有无引流管、输液管及伤口,有无尿便失禁。

(4)年龄、性别、体重、心理状态与需求。

3.操作护士

着装整洁、仪表端庄、洗手、戴口罩。

4.物品准备

护理车、清洁的大单、一次性中单、被套、枕套、床刷及半湿状布套、污衣袋等。

5.环境

安静、整洁。

(三)操作过程

(1)根据需要移开床旁桌椅。

(2)松开固定在床单上的各种引流管,防止引流管脱落。

(3)移枕头,协助患者移向对侧。

(4)松开近侧各层床单,将其上卷于中线处塞于患者身下。

(5)扫床。

(6)按序依次铺近侧各层床单。

(7)移枕头,协助患者移至近侧。

(8)同法,铺另一侧。

(9)整理盖被,更换枕套。

(10)固定引流管。

(11)协助患者取舒适卧位,必要时上床挡。

(12)整理用物,洗手。

(四)注意事项

(1)保证患者安全,体位舒适。

(2)注意节力。

(3)注意观察病情变化。

(五)评价标准

(1)用物准备齐全。

(2)操作过程规范,符合省时、省力原则。

(3)床单位整洁、美观、患者安全舒适。

第三章 内科常见疾病诊疗

第一节 中　暑

中暑是在暑热天气、湿度大和无风的环境条件下，以体温调节中枢功能障碍、汗腺功能衰竭和水、电解质丧失过多而出现相关临床表现的疾病。重症中暑依其主要发病机制和临床表现不同常分为3型：①热痉挛；②热衰竭；③热射病。该3型可顺序发展，也可交叉重叠。热射病是一种致死性疾病，病死率较高(20%～70%)。

一、诊断要点

(一)临床表现特点

根据我国《职业性中暑诊断标准》(GB 11508-89)，可将中暑分为先兆中暑、轻症中暑和重症中暑3级，其临床特点如下。

1.先兆中暑

在高温环境下工作一定时间后，出现头晕、头痛、口渴、多汗、全身疲乏、心悸、注意力不集中、动作不协调等症状。体温正常或略有升高。如及时将患者转移到阴凉通风处安静休息，补充水、盐，短时间内即可恢复。

2.轻症中暑

除上述症状加重外，体温至38 ℃以上，出现面色潮红、大量出汗、皮肤灼热等表现；或出现面色苍白、皮肤四肢湿冷、血压下降、脉搏增快等虚脱表现。如进行及时有效的处理，常常于数小时内恢复。

3.重症中暑

重症中暑包括热痉挛、热衰竭和热射病3型。

(1)热痉挛:常发生在高温环境中强体力劳动后。由于出汗过多,口渴,大量饮水而盐分补充不足以致血中氯化钠浓度显著下降,而引起四肢阵发性的强直性痉挛,最多见于下肢双侧腓肠肌,常伴有肌肉疼痛、腹绞痛及呃逆。体温大多正常。实验室检查有血钠和氯化物降低,尿肌酸增高。可为热射病的早期表现。

(2)热衰竭:常发生于老年人、儿童、慢性疾病患者及一时未能适应高温气候及环境者。严重热应激时,由于体液和体钠丢失过多引起循环血容量不足所致。患者先有头痛、头晕、恶心,继而有口渴、胸闷、脸色苍白、冷汗淋漓、脉搏细弱或缓慢、血压偏低。可有晕厥,并有手、足抽搐。体温可轻度升高。重者出现周围循环衰竭。实验室检查有血细胞比容升高、高钠血症、轻度氮质血症和肝功能异常。热衰竭可以是热痉挛和热射病的中介过程,如不治疗可发展成为热射病。

(3)热射病:是一种致命性急症,典型表现为高热(>41 ℃)和意识障碍。根据发病时患者所处的状态和发病机制,临床上分为两种类型:劳力性和非劳力性(或典型性)热射病,前者主要是在高温环境下内源性产热过多;后者主要是在高温环境下体温调节功能障碍引起散热减少。①劳力性热射病:多在高温、湿度大和无风天气进行重体力劳动或剧烈体育运动时发病。患者多为平时健康的年轻人,在从事重体力劳动或剧烈运动数小时后发病,约 50%的患者大量出汗,心率可达 160~180 次/分,脉压增大。可发生横纹肌溶解、急性肾衰竭、肝衰竭、DIC 或 MODS,病死率较高。②非劳力性热射病:在高温环境下,多见于居住拥挤和通风不良的城市老年体弱居民。其他高危人群包括精神分裂症、帕金森病、慢性乙醇中毒及偏瘫或截瘫患者。表现为皮肤干热和发红,84%~100%的病例无汗,直肠温度常>41 ℃,最高可达 46.5 ℃。病初表现行为异常或癫痫发作,继而出现谵妄、昏迷,严重者出现低血压、休克、心律失常、心力衰竭、肺水肿及脑水肿等。

(二)实验室检查

严重患者常出现肝、肾、胰和横纹肌损伤的实验室参数改变,应急诊行有关生化检查、凝血功能及血气分析,以尽早发现重要器官功能障碍证据。心电图检查有心律失常和心肌损害的表现。疑颅内病变时应行脑 CT/MRI 检查。

(三)诊断注意事项

中暑的诊断可根据在高温环境中劳动和生活时出现体温升高、肌肉痉挛和/或晕厥,并应排除其他疾病后方可诊断。炎热夏季,遇有高热伴昏迷者首先考虑中暑。此外,尚必须与其他疾病鉴别,如热射病必须与脑型疟疾、脑炎、脑膜炎、有机磷农药中毒、中毒性肺炎、菌痢等鉴别，热衰竭应与消化道出血或宫外孕、低血糖等鉴别，热痉挛伴腹痛应与各种急腹症鉴别。

二、治疗要点

(一)先兆中暑与轻症中暑

应立即撤离高温环境，在阴凉处安静休息并补充清凉含盐饮料，即可恢复。疑有循环衰竭倾向时，可酌情给葡萄糖盐水静脉滴注。体温升高者及时行物理降温。

(二)热痉挛与热衰竭

患者应迅速转移到阴凉通风处休息或静卧。口服凉盐水、清凉含盐饮料。静脉补给生理盐水、葡萄糖溶液和氯化钾。一般患者经治疗后 30 分钟到数小时内即可恢复。

(三)热射病

须紧急抢救，降温速度决定预后。应在 30 分钟内使直肠温度降至 40 ℃以下。

1.体外降温

将患者转移到通风良好的低温环境，脱去衣服，按摩四肢皮肤，使皮肤血管扩张和加速血液循环，促进散热。对无循环虚脱的患者，迅速降温的金标准是冷水浸浴(cold water immersion，CWI)或冰水浸浴(ice water immersion，IWI)，将患者身体(除头部外)尽可能多地浸入 1.7～14.0 ℃冷水中，不停地搅动水，以保持皮肤表面有冷水，在头顶部周围放置用湿毛巾包裹的冰块。此法能在 20 分钟内将体温由 43.3 ℃降至 40.0 ℃以下。对循环虚脱的患者可用蒸发散热降温，如用 15 ℃冷水反复擦拭皮肤或同时应用电风扇或空气调节器。或在头部、腋窝、腹股沟处放置冰袋，并用电扇吹风，加速散热。农村无上述条件时可用井水或泉水擦洗，促进蒸发降温。体温降至 39 ℃时，停止降温。

2.体内降温

体外降温无效者，用冰盐水进行胃或直肠灌洗，也可用 20 ℃或 9 ℃无菌生理盐水进行血液透析或腹膜透析，或将自体血液体外冷却后回输体内降温。

3.药物降温

常用氯丙嗪。用法：将氯丙嗪 25～50 mg 稀释在 500 mL 葡萄糖盐水或生理盐水中静脉滴注 1～2 小时，病情紧急时可用氯丙嗪及异丙嗪各 25 mg 稀释于

5%葡萄糖溶液 100～200 mL 中，在 10～20 分钟静脉滴注完毕。如 1 小时内体温仍未下降可重复 1 次。有心血管病史慎用。

4.对症治疗

保持患者呼吸道通畅，并给予吸氧；烦躁不安或抽搐者，可用地西泮（安定）10 mg，或苯巴比妥钠每次 0.1～0.2 g，肌内注射；纠正水、电解质与酸碱平衡失调；应用肾上腺皮质激素对高温引起机体的应激和组织反应，以及防治脑水肿、肺水肿均有一定的效果；应用 B 族维生素和维生素 C，以及脑细胞代谢活化剂；防治心、肾、呼吸功能不全，防治感染等。

第二节 晕 动 病

乘车、船或飞机时，因摇摆、颠簸、旋转或加速等刺激，主要使前庭功能紊乱而致的一系列自主神经功能失调症状，称晕动病。

一、诊断要点

本病常在乘车、船、飞机和其他运行数分钟至数小时后发生。初时感觉上腹不适，继有恶心、面色苍白、乏力、心跳加速、出冷汗，旋即有眩晕、精神抑郁、唾液分泌增多和呕吐。可有血压下降、呼吸深而慢、眼球震颤。严重呕吐引起失水和电解质紊乱。症状一般在停止运行或减速后数十分钟和数小时内消失或减轻；亦有持续数天后才逐渐恢复，并伴有精神萎靡、四肢无力。

高温、高湿、通风不良、噪声、特殊气味、情绪紧张、睡眠不足、过度疲劳、饥饿或过饱、身体虚弱、内耳疾病等均易诱发本病。

本病应与内耳眩晕病、前庭神经炎、椎基底动脉供血不足等疾病相鉴别。

二、治疗要点

（一）一般处理

发病时患者宜闭目仰卧，松解领扣、腰带，指压或针刺内关、合谷等穴位有一定效果。坐位时头部紧靠在固定椅背或物体上，避免较大幅度的摇摆。有呕吐剧烈、脱水和低血压者，应静脉补充液体和电解质。

（二）药物治疗

主要应用抗组胺类和抗胆碱能类药物治疗，可单独应用或联合用药。常用药物:①美可洛嗪:25 mg 口服,每天 1～3 次。②布可利秦:25 mg 口服,每天 3 次。③茶苯海明:25～50 mg 口服,每天 3 次。④赛克力嗪:1 次口服 50 mg,出发前半小时服。⑤异丙嗪:口服每次 12.5～25.0 mg,每天 2～3 次;肌内注射每次 25～50 mg。⑥苯海拉明:口服每次 25 mg,每天 3～4 次;肌内注射每次 20 mg,每天 1～2 次。⑦氢溴酸东莨菪碱:0.3～0.6 mg 口服,每天 3 次。青光眼患者忌用。⑧甲氧氯普胺:5～10 mg 口服,每天 3 次;肌内注射每次 10～20 mg。⑨多潘立酮:口服每次 10～20 mg,每天 3 次,饭前服;肌内注射每次 10 mg。⑩其他药物:如氯丙嗪、地西泮、苯巴比妥等亦可酌情使用。

在旅行前 0.5～1.0 小时先服用上述药物一次剂量,可减轻症状或避免发病。

第三节 猝　死

猝死是指自然发生、出乎意料的突然死亡。WHO 规定:发病后 6 小时内死亡者为猝死,多数学者主张将猝死时间限定在发病 1 小时内。猝死的特点为死亡急骤,出人意料,自然死亡或非暴力死亡。根据美国的统计资料,猝死是仅仅排在肿瘤死亡(占 23%)之后的第二大死亡原因。弗明翰心脏研究在长达 26 年的观察中发现,总死亡人群中 13%是猝死,而猝死中有 75%的患者为心脏性猝死(SCD)。SCD 是严重威胁人类生存的疾病之一,约占所有心脏疾病死亡数量的一半。美国 SCD 的发生率为每年 30 万～40 万例。我国一项 SCD 的流行病学调查显示,SCD 的发生率为 41.84/10 万。

一、SCD 的病因和危险因素

各种心脏病均可导致猝死,非冠状动脉粥样硬化引起的冠状动脉异常少见,包括先天性冠状动脉畸形、冠状动脉栓塞、冠状动脉硬化、冠状动脉机械损伤或梗阻等,但这种冠状动脉异常具有较高的 SCD 的危险。SCD 常见的危险因素包括吸烟、缺乏锻炼、肥胖、高龄、高血压、高胆固醇血症、糖尿病等。

(一)冠心病和缺血性心脏病

病理解剖发现,多数 SCD 患者都有冠状动脉粥样硬化斑块形态学的急性病变(血栓或斑块破裂),所有 SCD 患者中约一半的患者有心肌瘢痕或活动性冠状动脉病变。在西方国家冠心病可能占猝死原因的 80%,20%～25%的冠心病以猝死为首发表现。我国冠心病发病率低于美国和一些欧洲国家，但人口总基数大，所以绝对发病人数也很多。

SCD患者常见的病理改变为广泛的多支冠状动脉粥样硬化，冠状动脉性闭塞导致心脏大面积严重急性缺血可引起SCD。单支血管病变的冠状动脉内急性血栓形成及冠状动脉痉挛也可引起SCD发生。冠状动脉痉挛可引起严重的心律失常及猝死，冠状动脉痉挛可发生于动脉粥样硬化或正常冠状动脉。冠心病患者伴有左心室功能不全及频繁发生的窦性心律失常是SCD的高危人群，左心室射血分数明显下降对于慢性缺血性心脏病患者是一个最强的预测因子，尤其是心肌梗死后心功能不全和多形性室性期前收缩是最有力的猝死预测因子。在心肌梗死急性期，即使是之前心功能正常的患者，由于严重心肌缺血导致的心肌代谢及电学异常而触发心室颤动，可导致SCD。慢性的梗死瘢痕是室性快速性心律失常发生折返的基础。其次为缓慢心律失常或心跳停搏（占10%～30%）。其他少见的如电-机械分离、心脏破裂、心脏压塞、血流的急性机械性阻塞和大血管的急性破裂或穿孔等。

（二）心肌病和心力衰竭

研究显示，40%左右的心力衰竭患者死亡是突然发生的，猝死发生的危险性随着左心功能恶化而增加。对于心肌病患者，心功能较好者（Ⅰ级或Ⅱ级）总死亡率较心功能差者（Ⅲ级或Ⅳ级）低，而猝死的发生在心功能较好者发生率更高，特别是中度心功能不全的患者。在室射血分数≤30%是一个独立的SCD预测因子。对于左心室射血分数<30%且发生过SCD的患者，即使电生理检查未能诱发出室性心律失常，随访3年也有30%患者死于再次SCD。

（三）心律失常

典型的SCD与恶性心律失常有关。心电图监测技术证实SCD基本机制包括电-机械分离、心脏停搏、心脏阻滞、室性心动过速和心室颤动等，医院外SCD多数是由心室颤动引起的。由于心脏停搏和高度房室阻滞也可导致室性心动过速和心室颤动，因此室性心动过速和心室颤动是最常记录到的心律失常。80%以上的患者先出现室性心动过速，持续恶化发生心室颤动。由于心室颤动自行转复非常少见，所以决定SCD患者生存的最重要因素是从心室颤动发生到除颤治疗和紧急药物干预的时间。医院外心脏停搏的总病死率很高，大约95%的患者在到达医院或接受紧急救助之前死亡，主要由于不能得到及时有效的除颤治疗，如果在第一时间启动干预措施，存活率可高达90%。多数心律失常是伴随器质性心脏病而出现的，但也有少数没有器质性心脏病史而发生猝死的病例。

(四)遗传因素

一些遗传性疾病，如先天性 QT 综合征，肥厚型梗阻性心脏病。Brugada 综合征及家族性婴儿和青年人猝死等都与 SCD 相关。原发性长 QT 综合征可导致不明原因的晕厥和心脏骤停，患者表现为无症状或有症状的、潜在的致命心律失常事件。60%的长 QT 综合征患者表现为长 QT 综合征家族史或心脏猝死。由于遗传因素，家庭其他成员同样具有危险性。心脏猝死是肥厚型心肌病患者死亡的最普遍的原因，大约 10%的肥厚型心肌病患者被认为具有心脏猝死的危险性。肥厚型心肌病是 35 岁以下运动员心脏猝死的最主要原因，>50%的高危患者 10 年内将发生心脏猝死。

二、SCD 的临床表现

SCD 的临床经过可分为 4 个阶段：前驱期、终末事件期、心脏骤停、生物学死亡。

(一)前驱期

在猝死前数天至数月，有些患者可出现胸痛、气短、疲乏、心悸等非特异性症状。但亦可无前驱表现，瞬即发生心脏骤停。

(二)终末事件期

终末事件期是指心血管状态出现急剧变化到心脏骤停发生前的一段时间，自瞬间至持续1 小时不等。SCD 所定义的 1 小时，实质上是指终末事件期的时间在 1 小时内。由于猝死原因不同，终末事件期的临床表现也各异。典型的表现包括严重胸痛、急性呼吸困难、突发心悸或眩晕等。若心脏骤停瞬间发生，事先无预兆，则绝大部分是心源性。在猝死前数小时或数分钟内常有心电活动的改变，其中以心率加快及室性异位搏动增加最为常见。因心室颤动猝死的患者，常先有室性心动过速。另有少部分患者以循环衰竭发病。

(三)心搏骤停

心搏骤停后脑血流急剧减少，可导致意识突然丧失，伴有局部或全身性抽搐。心搏骤停刚发生时脑中尚存少量含氧的血液，可短暂刺激呼吸中枢，出现呼吸断续，叹息样或短促痉挛性呼吸，随后呼吸停止。皮肤苍白或发绀，瞳孔散大，由于尿道括约肌和肛门括约肌松弛，可出现二便失禁。

(四)生物学死亡

从心搏骤停至发生生物学死亡时间的长短取决于原发病的性质,以及心搏骤停至复苏开始的时间。心搏骤停发生后,大部分患者将在 4～6 分钟开始发生不可逆脑损害,随后经数分钟过渡到生物学死亡。心搏骤停发生后立即实施心、肺、脑复苏和尽早除颤,是避免发生生物学死亡的关键。心脏复苏成功后死亡的最常见的原因是中枢神经系统的损伤,其他常见原因有继发感染、低心排血量及心律失常复发等。

三、SCD 的危险分层及无创性评价

对 SCD 进行危险分层,识别高危患者并对其进行干预措施能够预测和阻止心脏骤停患者发生 SCD。SCD 与下列因素有关。①左心室射血分数(LVEF):LVEF 是缺血性心脏病 SCD 的最主要的独立危险因素。LVEF 低于 30%的患者 3 年内发生 SCD 的风险为 30%。②年龄:弗明翰心脏研究显示,45～54 岁,死亡的男性冠心病患者中 SCD 的比例为 62%,而在 55～54 岁与65～74 岁,这一比例分别下降至 58%与 42%,可见冠心病患者 SCD 的发生率与年龄呈负相关。③左心室肥厚:左心室肥厚是导致 SCD 的主要原因,其危险性与冠心病和心力衰竭的危险性相当。在弗明翰研究中左心室重量每增加 50 g/m^2,SCD 的危险比增加 1.45。

心内电生理检查具有较高的诊断价值,而无创性技术因其安全、方便,可结合临床病史和病因综合分析做出综合判断,仍具有一定的筛查价值。

(一)静息 12 导联心电图

静息 12 导联心电图是诊断室性心律失常最简单、最实用、最可靠的方法,ACC/AHA/ESC 室性心律失常的诊疗和心源性猝死的预防指南(简称指南)指出,进行室性心律失常评价的患者均应接受静息 12 导联心电图检查。常规静息 12 导联心电图能提供室性期前收缩、QRS 时限、QT 离散度、ST 段和T 波异常等多种诊断信息。

1.室性期前收缩

80%～90%的急性期心肌梗死患者可记录到室性期前收缩,与残余缺血、冠脉狭窄程度、左心室受累程度及距心肌梗死时间有关,室性期前收缩可能会通过触发或折返机制诱发心室颤动而导致 SCD。Sajadieh 等也发现 55 岁以上正常人,多次发生的单个室性期前收缩,也是发生复杂室性期前收缩及各种原因死亡和急性心肌梗死的预测因素。资料表明,对通常认为是无害的功能性室性期前

收缩应重新认识，尤其是高龄患者，应给予积极而稳妥的诊疗措施。

2.QRS 时限

QRS 时限延长可能继发于束支阻滞、异常传导（WPW 综合征或起搏心律）、左心室肥厚及其他传导系统疾病。在一般患者中，QRS 时限是强的心血管病死亡独立预测因素，QRS 时限每增加 10 毫秒，心血管疾病死亡率增加 18%。在 ST 段抬高的心肌梗死患者中 QRS 时限对于 ST 抬高型心肌梗死是强烈的预测因子。因此建议既往心肌梗死病史、左心室射血分数≤30%及 QRS 时限＞120 毫秒者应置入 ICD。

3.QT 间期及离散度

55～68 岁 SCD 者猝死与 QT 间期程度相关，男性＞450 毫秒，女性＞470 毫秒是独立的预测 SCD 指标，超过 2/3 的猝死者有明显的 QT 间期延长。校正后的 QT＞500 毫秒常导致严重致死性的室性心律失常。部分 QT 延长患者应用β受体阻滞剂有效，可能是复极离散及室性期前收缩期后除极减轻的结果。短 QT 综合征患者心房、心室有效不应期缩短，其 QT 间期不受心率影响，现在认为与基因和离子通道有关，患者易发生室性心律失常，常伴心房颤动家族史，此类患者应置入 ICD，同时辅以奎尼丁治疗。

QT 离散度是测定 8 个 QRS 波群的 QT 间期，最长 QT 和最短 QT 的差值，即 QTD。心脏复极时存在放射性离散及空间性离散，离散增加可诱发致命性心律失常。一般认为 QTD 基础值 40～60 毫秒，100 毫秒以上或超过基础值 1 倍则是危险信号。QT 离散度判断 SCD 危险分层尚存在争议，一些存在高危因素的患者 QTD 明显增大，原因可能与心率快慢，T 波形态异常或是 QT 延长所致。

（二）运动试验

运动试验广泛应用于室性心律失常患者的临床评价，包括：①临床表现，如年龄、性别、心肌缺血导致的症状等方面高度疑诊冠心病；②同时合并室性心动过速的成年患者；③已知或者疑诊由运动所诱发者，如儿茶酚胺依赖型室性心动过速及已经确定室性心律失常系由运动诱发。但是对于中老年、没有冠心病证据的特发性室性期前收缩患者或年龄、性别、症状判断冠心病可能性低的室性心律失常患者不推荐运动试验，有运动试验禁忌证的患者不能应用。冠心病或心肌病患者，运动中或运动后频发室性期前收缩与高危严重心血管事件发生相关，但对 SCD 无特异性。运动诱发的室性期前收缩可见于正常人，除非与心肌缺血或持续室性心动过速相关，否则无须治疗，除β受体阻滞剂外，没有其他抗心律失常药物可以减少运动诱发室性期前收缩患者猝死发生率的证据。同静息时存在室性期前收缩患者相比，运动诱发室性期前收缩患者 12 个月死亡率增加 3 倍，诱发单个室性期前收缩或室性心动过速的患者生存率低于诱发单个室性期前收缩的患者，因此，运动试验可对这些患者预后进行评估。

（三）动态心电图

动态心电图有助于确定心律失常的诊断，发现 QT 间期变化，T 波交替或 ST 改变，并可评价风险和判断治疗疗效。患者的症状（如晕厥）是否与一过性室性心律失常的发作相关，均应进行长时间事件记录。但是有些严重心律失常发作频率低，现有的体外心电装置不易捕捉心律失常事件，一些无症状性心律失常也不易评价，近年来出现的主要用于晕厥诊断的置入式环路记录仪（ILR）在此领域有独特优势。ACC/AHA/ESC 关于应用动态心电图监测指南及 ESC 关于晕厥患者处理指南中指出：如果怀疑与心律失常相关的一些症状（如晕厥）发作不频繁，应用常规检测手段难以建立症状-心律之间的联系时，置入 ILR 具有一定诊断价值。与心律失常相关的晕厥表现：晕厥突然出现，且几乎不伴有前驱症状；伴有短暂的意识丧失，在症状发生数秒或数分钟后，意识可完全恢复正常。为保证诊断的阳性率，最好在过去 1 年中有 2 次以上的晕厥发生。

（四）心脏自主神经功能检查

检查主要包括 T 波交替、信号平均心电网（SAECG）、心室晚电位、心率变异（HRV）等。

（五）左心室功能和影像

检查包括超声心动图、核素心肌灌注显像检查（SPECT）及 MRI 和多排 CT 等。对于所有可疑器质性心脏病的室性心律失常患者或者具有高室性心律失常风险的器质性心脏病患者均应进行超声心动图检查。无论男性或女性患者，心力衰竭均显著增加猝死和全因死亡率，心力衰竭患者 SCD 发生率是普通人群的 6～9 倍。减低的左心室射血分数是全因死亡率和 SCD 独立的、最强的危险因子，心肌梗死后左心室功能不全的患者与心力衰竭人群的相似。超声心动图和心电图证实左心室肥厚都具有独立的预测价值，两项检查同时提示左心室肥厚时危险性较其中单项异常者更大。SPECT 主要适用于疑诊冠心病的室性心律失常患者，常规心电图不能确定心肌缺血与室性心律失常的关系时，尤其是无法进行普通运动试验时，配合药物应激试验可以增加对运动受限或运动相关性高室性心律失常和猝死风险患者的诊断。在心脏超声不能准确评估左心室、右心室的结构或功能改变的情况下，使用 MRI 和多排 CT 不但能够测定心脏结构和心室功能，而且还能提供是否存在室壁结构异常或者冠脉解剖的信息。

四、SCD 的预防

已经证实，医院外发生 SCD 者多数是由心室颤动引起的，大部分患者先出现室性心动过速，持续恶化发生心室颤动。因为心室颤动自行转复非常少见，因此，决定心室颤动患者生存最重要的因素是从心室颤动发生至得到除颤治疗和紧急药物干预的时间。医院外心脏停搏的总病死率很高，大约 95%的患者在到达医院或接受紧急救助之前死亡，主要由于不能得到及时有效的除颤治疗，如果从第一时间内启动干预措施，存活率可高达 90%。除了积极治疗冠心病等基础心脏病以外，近十几年来临床试验的结果充分证明埋藏式心律转复除颤器(ICD)治疗是预防 SCD 最有效的方法。ICD 治疗能在十几秒内自动识别心室颤动和电击除颤，成功率几乎达到 100%。

(一)SCD 的二级预防

SCD 的二级预防主要是针对 SCD 的幸存者，防止其再次发生 SCD。近年来研究显示，ICD 治疗能明显降低 SCD 高危患者的病死率，是目前防止 SCD 的最有效方法。ICD 治疗二级预防临床研究包括 AVID 试验、CASH 试验和 CIDS 试验。20 世纪 90 年代末进行的 AVID 是第一个关于猝死的大规模多中心、随机性、前瞻性研究，其目的是比较心室颤动或只有血流动力学改变的顽固性室性心动过速患者应用 ICD 与应用抗心律失常药物(胺碘酮或索他洛尔)相比，是否可降低总病死率。研究平均随访(18.2±12.2)个月，结果显示，ICD 治疗与抗心律失常药物比较，ICD 治疗可降低病死率，提高生存率。对于心室颤动复苏者或持续性心动过速伴有症状和血流动力学障碍的患者，与传统的药物治疗相比，ICD 治疗使 SCD 患者 1 年，2 年的病死率分别下降 38%和 25%。这三大试验 Meta 分析结果是，ICD 治疗和抗心律失常药比较，ICD 治疗后患者总死亡率减少 27%，心律失常患者死亡率减少 51%。无论是在中度危险因素人群还是存在左心室射血分数(LVEF)低或重度心力衰竭的患者，ICD 治疗都显示了优于抗心律失常药物的效果。

另外，其他临床试验，如 CASH、CIDS、MUSTT 等均证明，ICD 治疗与抗心律失常药物相比，可明显降低病死率。因此，对于致命性室性心律失常患者进行 ICD 治疗二级预防明显优于抗心律失常药物，应作为治疗的首选。

(二)SCD 的一级预防

SCD 的一级预防主要是指对未发生过但可能发生 SCD 的高危患者采取不

同的措施以预防 SCD 的发生。由于大部分的 SCD 发生于冠心病患者,因此,针对冠心病患者进行的一级预防和二级预防可能有利于降低 SCD 的发生率。

1.危险因素的预防

危险因素的预防包括高血压、高脂血症、糖尿病的规范化治疗,改变不良生活方式及不健康饮食习惯,戒烟限酒,控制体重及规律运动等,以期降低患者发生冠心病的危险,从而减少发生 SCD 的可能。

2.药物治疗

目前已有多种药物显示出在冠心病 SCD 的一级预防中的益处,如 β 受体阻滞剂、血管紧张素转换酶抑制剂及他汀类药物。但是只有 β 受体阻滞剂对心律失常及猝死的预防作用在多项大样本临床随机对照试验中得到证实,并被推荐为室性心律失常一级预防的首选药物。β 受体阻滞剂不但可降低心肌梗死后的猝死发生率,还可明显降低慢性稳定性心力衰竭患者的猝死率及总病死率,而且对缺血性及非缺血性心力衰竭均有益处。血管紧张素转换酶抑制剂可明显降低近期急性心肌梗死患者的总死亡、心血管死亡及 SCD 的发生率。但抗心律失常药物中,CAST 试验已证明Ⅰc 类抗心律失常药物可增加心源性猝死的发生率。CHF-STAT 试验显示胺碘酮仅在抑制室性心律失常上有一定作用,而总死亡率及 SCD 发生率与安慰剂组无明显差异。

3.冠状动脉血运重建

冠状动脉血运重建包括介入治疗(PCI)或冠状动脉旁路移植术。冠状动脉血运重建能够解除冠状动脉的狭窄,恢复缺血心肌的血液供应,可降低冠心病患者 SCD 的风险。对急性心肌梗死患者进行急诊救治(溶栓、急诊 PCI 或急诊冠状动脉旁路移植术)有利于减少心肌坏死面积,改善心室重构,从而减少严重心律失常的发生,降低 SCD 的发生率。

4.ICD

ICD 治疗能够终止危及生命的室性快速型心律失常,适用于恶性心律失常的高危人群。各种研究猝死的一级预防大规模临床试验已经证实,高危 SCD 患者可从 ICD 治疗中获益,包括与冠心病心肌梗死高危患者有关的 MADIT 试验、MUSTT 试验、MAlDIT-Ⅱ 试验等。MADIT 试验和 MADIT-Ⅱ 试验证实,与传统药物治疗相比,ICD 治疗能够降低缺血性心脏病患者(包括心肌梗死后患者)总病死率,无论患者是否存在室性心动过速,而这种总病死率上的获益主要由于 ICD 治疗降低了 SCD 的发生。美国和欧洲心脏学会(ACC/AHA/ESC)因此修改了 SCD 危险患者的临床处理指南,建议对左心室射血分数降低的心肌梗死后患者预防性置入 ICD。

研究显示，近一半的心力衰竭患者死于心律失常，因此 ICD 治疗对心力衰竭患者而言非常重要。另外，部分肥厚型心肌病患者也会由于心律失常而发生猝死，同样可以从置入 ICD 中获益。这些患者是否需要置入 ICD 主要依据危险分层及患者的整体状况和预后，最终结果因人而异。

五、ICD 置入适应证

ICD 置入指南放宽了缺血性及非缺血性心肌病患者的 ICD 治疗适应证，更加强调 ICD 治疗对 SCD 的一级预防作用，特别是 ICD 治疗对缺血性及非缺血性心肌病、左心室射血分数(LVEF)≤35%、中度心力衰竭患者的作用。在置入 ICD 前应进行独立的危险因素评估和危险分层，同时应充分考虑患者的治疗意愿。ICD 治疗一级预防中的 LVEF 标准以制定指南所依据临床试验的入选标准为基础。

ICD 治疗指南是通过参考大规模、多中心、前瞻性临床研究制定的。在适应证的描述上，Ⅰ类适应证是指应该置入 ICD 的情况。Ⅱb 类适应证是指不建议置入，而Ⅲ类适应证指不应该置入。

(一)Ⅰ类适应证

(1)有器质性心脏病者无论血流动力学是否稳定，但有自发持续性室性心动过速。

(2)有晕厥史，电生理检查明确诱发血流动力学不稳定的持续性室性心动过速或心室颤动。

(3)心肌梗死 40 天后，左心室射血分数≤35%，NYHAⅡ或Ⅲ级。

(4)非缺血性扩张型心肌病，左心室射血分数≤35%，NYHAⅡ或Ⅲ级。

(5)心肌梗死前有左心室功能不全，心肌梗死 40 天后，左心室射血分数 30%，NYHAⅠ级。

(6)心肌梗死后，左心室射血分数≤40%，非持续性室性心动过速或电生理检查诱发出心室颤动或持续性室性心动过速。

(二)Ⅱa 类适应证

(1)原因不明的晕厥，伴有显著左心室功能障碍的非缺血性扩张型心肌病。

(2)心室功能正常或接近正常的持续性室性心动过速。

(3)肥厚型心肌病，有一项以上的 SCD 主要危险因素。

(4)致心律失常性右心室发育不良/心肌病，有一项以上 SCD 主要危险因素。

(5)服用β受体阻滞剂期间发生晕厥和/或室性心动过速的长 QT 综合征患者。

(6)在院外等待心脏移植的患者。

(7)有晕厥史的 Brugada 综合征患者。

(8)有明确室性心动过速记录但没有引起心脏骤停的 Brugada 综合征患者。

(9)儿茶酚胺敏感性室性心动过速,服用β受体阻滞剂后仍出现晕厥和/或室性心动过速。

(10)心脏结节病、巨细胞性心肌炎或 Chagas 病。

整合有 ICD 和心脏再同步化治疗(CRT)功能的 CRT-D 应用指征随着新试验结果的公布不断得以更新。CRT-D 应用原理基于充血性心力衰竭患者的猝死发生率很高。心力衰竭诊断和治疗指南提升了 CRT-D 的应用地位,将其列Ⅰ类适应证,不再要求患者满足 CRT 治疗适应证的同时必须满足 ICD 应用Ⅰ类适应证。CRT-D 置入适应证如下。

Ⅰ类适应证:①NYHAⅢ级或非卧床的Ⅳ级心力衰竭患者。②在最佳药物治疗基础上,LVEF≤35%者。③QRS 时限≥120 毫秒,尤其是呈左束支阻滞图形者。④窦性心律者。以上患者应接受有或无 ICD 功能的 CRT 治疗。

Ⅱa 类适应证:①NYHA 心功能Ⅲ级或非卧床的Ⅳ级心力衰竭患者。②在最佳药物治疗基础≤35%者。③QRS 时限≥120 毫秒者。④心房颤动患者。以上患者建议接受有或无 ICD 功能的 CRT 治疗。

第四节　窦性心动过缓

由窦房结控制的心率,成人每分钟小于 60 次者,称为窦性心动过缓。

一、病因

窦性心动过缓常因为迷走神经张力亢进或交感神经张力减弱及窦房结器质性疾病引起。常见原因如下。

(1)正常情况:健康青年人不少见,尤其是运动员或经常锻炼的人,也见于部分老年人。正常人在睡眠时心率可降至 35 次/分,尤以青年人多见,并可伴有窦性心律不齐，有时可以出现 2 秒或更长的停搏。颈动脉窦受刺激也可引起窦性心动过缓。

(2)病理状态：颅内压增高(脑膜炎、颅内肿瘤等)、黄疸、急性感染性疾病恢复期、眼科手术、冠状动脉造影、黏液性水肿、低盐、Chagas 病、纤维退行性病变、精神抑郁症等。窦性心动过缓也可发生于呕吐或血管神经性晕厥。

(3)各种原因引起的窦房结及窦房结周围病变。

(4)药物影响：迷走神经兴奋药物、锂剂、胺碘酮、β 受体阻滞剂、可乐定、洋地黄和钙通道阻滞剂等。

二、临床表现

一般无症状。心动过缓显著或伴有器质性心脏病者，可有头晕、乏力，甚至晕厥，可诱发心绞痛甚至心力衰竭。心率一般在 50 次/分左右，偶有低于 40 次/分者。急性心肌梗死时 10%～15%可发生窦性心动过缓，若不伴有血流动力学失代偿或其他心律失常，心肌梗死后的窦性心动过缓比窦性心动过速可能更为有益，常为一过性并多见于下壁或右心室心肌梗死。窦性心动过缓也是溶栓治疗后常见的再灌注性心律失常，但心脏停搏复苏后的窦性心动过缓常提示预后不良。

三、心电图表现

(1)P 波在 QRS 波前，形态正常，为窦性。

(2)P-P 间期(或 R-R 间期)>1 秒；无房室传导阻滞时 P-R 间期固定且>0.12 秒，为 0.12～0.20 秒，常伴有窦性心律不齐(图 3-1)。

四、治疗

无症状者可以不治疗，有症状者针对病因治疗。窦性心动过缓出现头晕、乏力等症状者，可对症治疗，常用阿托品 0.3～0.6 mg，每天 3 次，或沙丁胺醇 2.4 mg，每天 3 次口服。长期窦性心动过缓引起充血性心力衰竭或心排血量降低的患者则需要电起搏治疗。心房起搏保持房室顺序收缩比心室起搏效果更佳。对于持续性窦性心动过缓，起搏治疗比药物治疗更为优越，因为没有一种增快心率的药物长期应用能够安全有效而无明显不良反应。

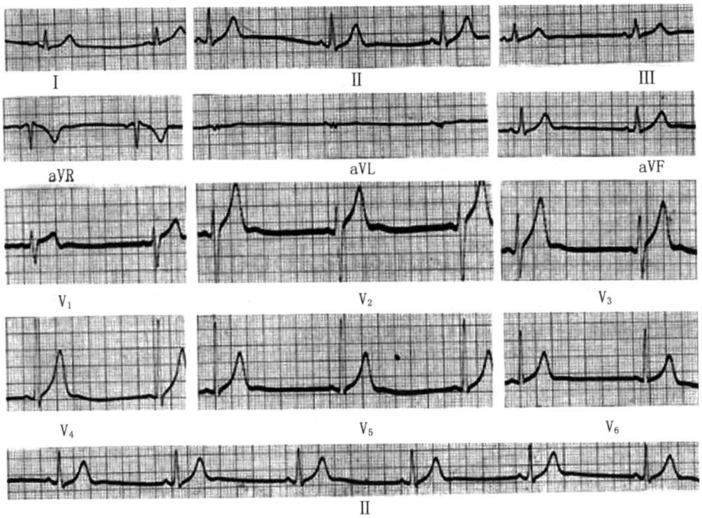

图 3-1 窦性心动过缓

第五节 急性胃炎

急性胃炎是由多种不同的病因引起的急性胃黏膜炎症，包括急性单纯性胃炎、急性糜烂出血性胃炎和吞服腐蚀物引起的急性腐蚀性胃炎与胃壁细菌感染所致的急性化脓性胃炎。其中，临床意义最大和发病率最高的是以胃黏膜糜烂、出血为主要表现的急性糜烂出血性胃炎。

一、流行病学

迄今为止，目前国内外尚缺乏有关急性胃炎的流行病学调查。

二、病因

急性胃炎的病因众多，大致有外源和内源两大类，包括急性应激、化学性损伤(如药物、乙醇、胆汁、胰液)和急性细菌感染等。

(一)外源因素

1.药物

各种非甾体抗炎药(NSAIDs)，包括阿司匹林、吲哚美辛、吡罗昔康和多种含有该类成分复方药物。另外常见的有糖皮质激素和某些抗生素及氯化钾等均可导致胃黏膜损伤。

2.乙醇

主要是大量酗酒可致急性胃黏膜胃糜烂甚或出血。

3.生物性因素

沙门菌、嗜盐菌和葡萄球菌等细菌或其毒素可使胃黏膜充血水肿和糜烂。幽门螺杆菌(Hp)感染可引起急、慢性胃炎,发病机制类似,将在慢性胃炎节中叙述。

4.其他

某些机械性损伤(包括胃内异物或胃柿石等)可损伤胃黏膜。放射疗法可致胃黏膜受损。偶可见因吞服腐蚀性化学物质(强酸或强碱或来苏水及氯化汞、砷、磷等)引起的腐蚀性胃炎。

(二)内源因素

1.应激因素

多种严重疾病如严重创伤、烧伤或大手术及颅脑病变和重要脏器功能衰竭等可导致胃黏膜缺血、缺氧而损伤。通常称为应激性胃炎,如果是脑血管病变、头颅部外伤和脑手术后引起的胃、十二指肠急性溃疡称为 Cushing 溃疡,而大面积烧灼伤所致溃疡称为 Curling 溃疡。

2.局部血供缺乏

局部血供缺乏主要是腹腔动脉栓塞治疗后或少数因动脉硬化致胃动脉的血栓形成或栓塞引起供血不足。另外,还可见于肝硬化门静脉高压并发上消化道出血者。

3.急性蜂窝织炎或化脓性胃炎

此两者甚少见。

三、病理生理学和病理组织学

(一)病理生理学

胃黏膜防御机制包括黏膜屏障、黏液屏障、黏膜上皮修复、黏膜和黏膜下层丰富的血流、前列腺素和肽类物质(表皮生长因子等)和自由基清除系统。上述结果破坏或保护因素减少,使胃腔中的 H^+ 逆弥散至胃壁,肥大细胞释放组胺,则血管充血甚或出血、黏膜水肿及间质液渗出,同时可刺激壁细胞分泌盐酸、主细胞分泌胃蛋白酶原。若致病因子损及腺颈部细胞,则胃黏膜修复延迟、更新受阻而出现糜烂。

严重创伤、大手术、大面积烧伤、脑血管意外和严重脏器功能衰竭及其休克或者败血症等所致的急性应激的发生机制：急性应激→皮质-垂体前叶-肾上腺皮质轴活动亢进、交感-副交感神经系统失衡→机体的代偿功能不足→不能维持胃黏膜微循环的正常运行→黏膜缺血、缺氧→黏液和碳酸氢盐分泌减少及内源性前列腺素合成不足→黏膜屏障破坏和氢离子反弥散→降低黏膜内 pH→进一步损伤血管与黏膜→糜烂和出血。

NSAIDs 所引起者则为抑制环氧合酶(COX)致使前列腺素产生减少，黏膜缺血、缺氧。氯化钾和某些抗生素或抗肿瘤药等则可直接刺激胃黏膜引起浅表损伤。

乙醇可致上皮细胞损伤和破坏，黏膜水肿、糜烂和出血。另外，幽门关闭不全、胃切除(主要是 BillrothⅡ式)术后可引起十二指肠-胃反流，则此时由胆汁和胰液等组成的碱性肠液中的胆盐、溶血磷脂酰胆碱、磷脂酶 A 和其他胰酶可破坏胃黏膜屏障，引起急性炎症。

门静脉高压可致胃黏膜毛细血管和小静脉扩张及黏膜水肿，组织学表现为只有轻度或无炎症细胞浸润，可有显性或非显性出血。

(二)病理学改变

急性胃炎主要病理和组织学表现以胃黏膜充血水肿，表面有片状渗出物或黏液覆盖为主。黏膜皱襞上可见局限性或弥漫性陈旧性或新鲜出血与糜烂，糜烂加深可累及胃腺体。

显微镜下则可见黏膜固有层多少不等的中性粒细胞、淋巴细胞、浆细胞和少量嗜酸性粒细胞浸润，可有水肿。表面的单层柱状上皮细胞和固有腺体细胞出现变性与坏死。重者黏膜下层亦有水肿和充血。

对于腐蚀性胃炎若接触了高浓度的腐蚀物质且长时间，则胃黏膜出现凝固性坏死、糜烂和溃疡，重者穿孔或出血甚至腹膜炎。

另外，少见的化脓性胃炎可表现为整个胃壁(主要是黏膜下层)炎性增厚，大量中性粒细胞浸润，黏膜坏死。可有胃壁脓性蜂窝织炎或胃壁脓肿。

四、临床表现

(一)症状

部分患者可有上腹痛、腹胀、恶心、呕吐和嗳气及食欲缺乏等。如伴胃黏膜糜烂出血，则有呕血和/或黑粪，大量出血可引起出血性休克。有时上腹胀气明显。细菌感染致者可出现腹泻等。并有疼痛、吞咽困难和呼吸困难(由于喉头水肿)。腐蚀性胃炎可吐出血性黏液,严重者可发生食管或胃穿孔,引起胸膜炎或弥漫性腹膜炎。化脓性胃炎起病常较急,有上腹剧痛、恶心和呕吐、寒战和高热,血压可下降,出现中毒性休克。

(二)体征

上腹部压痛是常见体征,尤其多见于严重疾病引起的急性胃炎出血者。腐蚀性胃炎因口腔黏膜、食管黏膜和胃黏膜都有损害,口腔、咽喉黏膜充血、水肿和糜烂。化脓性胃炎有时体征酷似急腹症。

五、辅助检查

急性糜烂出血性胃炎的确诊有赖于急诊胃镜检查,一般应在出血后24～48小时内进行,可见到以多发性糜烂、浅表溃疡和出血灶为特征的急性胃黏膜病损。黏液糊或者可有新鲜或陈旧血液。一般急性应激所致的胃黏膜病损以胃体、胃底部为主,而NSAIDs或乙醇所致的则以胃窦部为主。注意X线钡剂检查并无诊断价值。出血者做呕吐物或大便潜血试验、红细胞计数和血红蛋白测定。感染因素引起者,做白细胞计数和分类检查,以及大便常规和培养。

六、诊断和鉴别诊断

主要由病史和症状做出拟诊,而经胃镜检查得以确诊。但吞服腐蚀物质者禁忌胃镜检查。有长期服NSAIDs、酗酒及临床重危患者,均应想到急性胃炎可能。对于鉴别诊断,腹痛为主者,应通过反复询问病史而与急性胰腺炎、胆囊炎和急性阑尾炎等急腹症,甚至急性心肌梗死相鉴别。

七、治疗

(一)基础治疗

基础治疗包括给予镇静、禁食、补液、解痉、止吐等对症支持治疗。此后给予流质或半流质饮食。

(二)针对病因治疗

针对病因治疗包括根除Hp、去除NSAIDs或乙醇等诱因。

(三)对症处理

表现为反酸、上腹隐痛、烧灼感和嘈杂者,给予H_2受体阻滞剂或质子泵抑制剂。以恶心、呕吐或上腹胀闷为主者可选用甲氧氯普胺、多潘立酮或莫沙必利等促动力药。以痉挛性疼痛为主者,可给予莨菪碱等药物进行对症处理。

有胃黏膜糜烂、出血者,可用抑制胃酸分泌的 H_2 受体阻滞剂或质子泵抑制剂外,还可同时应用胃黏膜保护药(如硫糖铝或铝碳酸镁等)。

对于较大量的出血则应采取综合措施进行抢救。当并发大量出血时,可以冰水洗胃或在冰水中加去甲肾上腺素(每 200 mL 冰水中加 8 mL),或同管内滴注碳酸氢钠,浓度为1 000 mmol/L,24 小时滴 1 L,使胃内 pH 保持在 5 以上。凝血酶是有效的局部止血药,并有促进创面愈合作用,大剂量时止血作用显著。常规的止血药,如卡巴克络、抗血栓溶芳酸和酚磺乙胺等可静脉应用,但效果一般。内镜下止血往往可收到较好效果。

八、并发症的诊断、预防和治疗

急性胃炎的并发症包括穿孔,腹膜炎,水、电解质紊乱和酸碱失衡等。为预防细菌感染者选用抗生素治疗,因过度呕吐致脱水者及时补充水和电解质,并适时检测血气分析,必要时纠正酸碱平衡紊乱。对于穿孔或腹膜炎者,则必要时外科治疗。

九、预后

病因去除后,急性胃炎多在短期内恢复正常。相反病因长期持续存在,则可转为慢性胃炎。由于绝大多数慢性胃炎的发生与 Hp 感染有关,而 Hp 自发清除少见,故慢性胃炎可持续存在,但多数患者无症状。流行病学研究显示,部分 Hp 相关性胃窦炎(<20%)可发生十二指肠溃疡。

第六节　慢性胃炎

慢性胃炎是由各种病因引起的胃黏膜慢性炎症。根据新悉尼胃炎系统和我国 2006 年颁布的《中国慢性胃炎共识意见》标准,由内镜及病理组织学变化,将慢性胃炎分为非萎缩性(浅表性)胃炎及萎缩性胃炎两大基本类型和一些特殊类型胃炎。

一、流行病学

幽门螺杆菌(Hp)感染为慢性非萎缩性胃炎的主要病因。大致上说来,慢性非萎缩性胃炎发病率与 Hp 感染情况相平行，慢性非萎缩性胃炎流行情况因不同国家、不同地区 Hp 感染情况而异。一般 Hp 感染率发展中国家高于发达国家，感染率随年龄增加而升高。我国属 Hp 高感染率国家，估计人群中 Hp 感染率为 40%～70%。慢性萎缩性胃炎是原因不明的慢性胃炎，在我国是一种常见病、多发病，在慢性胃炎中占 10%～20%。

二、病因

（一）慢性非萎缩性胃炎的常见病因

1.Hp 感染

Hp 感染是慢性非萎缩性胃炎最主要的病因，两者的关系符合 Koch 提出的确定病原体为感染性疾病病因的 4 项基本要求，即该病原体存在于该病的患者中，病原体的分布与体内病变分布一致，清除病原体后疾病可好转，在动物模型中该病原体可诱发与人相似的疾病。

研究表明，80%～95%的慢性活动性胃炎患者胃黏膜中有 Hp 感染，5%～20%的 Hp 阴性率反映了慢性胃炎病因的多样性；Hp 相关胃炎者，Hp 胃内分布与炎症分布一致；根除 Hp 可使胃黏膜炎症消退，一般中性粒细胞消退较快，但淋巴细胞、浆细胞消退需要较长时间；志愿者和动物模型中已证实 Hp 感染可引起胃炎。

Hp 感染引起的慢性非萎缩性胃炎中胃窦为主全胃炎患者胃酸分泌可增加，十二指肠溃疡发生的危险度较高；而胃体为主全胃炎患者胃溃疡和胃癌发生的危险性增加。

2.胆汁和其他碱性肠液反流

幽门括约肌功能不全时含胆汁和胰液的十二指肠液反流入胃，可削弱胃黏膜屏障功能，使胃黏膜遭到消化液作用，产生炎症、糜烂、出血和上皮化生等病变。

3.其他外源因素

酗酒、服用 NSAIDs 等药物、某些刺激性食物等均可反复损伤胃黏膜。这类因素均可各自或与 Hp 感染协同作用而引起或加重胃黏膜慢性炎症。

（二）慢性萎缩性胃炎的主要病因

1973 年，Strickland 将慢性萎缩性胃炎分为 A、B 两型，A 型是胃体弥漫萎缩，导致胃酸分泌下降，影响维生素 B_{12} 及内因子的吸收，因此常合并恶性贫血，与自身免疫有关；B 型在胃窦部，少数人可发展成胃癌，与 Hp、化学损伤（胆汁反流、非皮质激素消炎药、吸烟、酗酒等)有关,我国80%以上的属于第二类。

胃内攻击因子与防御修复因子失衡是慢性萎缩性胃炎发生的根本原因。具体病因与慢性非萎缩性胃炎相似,包括Hp感染;长期饮浓茶、烈酒、咖啡、过热、过冷、过于粗糙的食物,可导致胃黏膜的反复损伤;长期大量服用非甾体抗炎药如阿司匹林、吲哚美辛等可抑制胃黏膜前列腺素的合成,破坏黏膜屏障;烟草中的尼古丁不仅影响胃黏膜的血液循环,还可导致幽门括约肌功能紊乱,造成胆汁反流;各种原因的胆汁反流均可破坏黏膜屏障造成胃黏膜慢性炎症改变。比较特殊的是壁细胞抗原和抗体结合形成免疫复合体在补体参与下,破坏壁细胞;胃黏膜营养因子(如促胃液素、表皮生长因子等)缺乏;心力衰竭、动脉硬化、肝硬化合并门脉高压、糖尿病、甲状腺病、慢性肾上腺皮质功能减退、尿毒症、干燥综合征、胃血流量不足及精神因素等均可导致胃黏膜萎缩。

三、病理生理学和病理学

(一)病理生理学

1.Hp感染

Hp感染途径为粪-口或口-口途径,其外壁靠黏附素而紧贴胃上皮细胞。

Hp感染的持续存在,致使腺体破坏,最终发展成为萎缩性胃炎。而感染Hp后胃炎的严重程度则除了与细菌本身有关外,还决定与患者机体情况和外界环境。如带有空泡毒素(VacA)和细胞毒相关基因(CagA)者,胃黏膜损伤明显较重。患者的免疫应答反应强弱、其胃酸的分泌情况、血型、民族和年龄差异等也影响胃黏膜炎症程度。此外,患者饮食情况也有一定的作用。

2.自身免疫机制

研究早已证明,以胃体萎缩为主的A型萎缩性胃炎患者血清中,存在壁细胞抗体(PCA)和内因子抗体(IFA)。前者的抗原是壁细胞分泌小管微绒毛膜上的质子泵 H^+,K^+-ATP酶,它破坏壁细胞而使胃酸分泌减少。而IFA则对抗内因子(壁细胞分泌的一种糖蛋白),使食物中的维生素 B_{12} 无法与后者结合被末端回肠吸收,最后引起维生素 B_{12} 吸收不良,甚至导致恶性贫血。IFA具有特异性,几乎仅见于胃萎缩伴恶性贫血者。

造成胃酸和内因子分泌减少或丧失,恶性贫血是A型萎缩性胃炎的终末阶段,是自身免疫性胃炎最严重的标志。当泌酸腺完全萎缩时称为胃萎缩。

另外,近年发现Hp感染者中也存在着自身免疫反应,其血清抗体能与宿主胃黏膜上皮及黏液起交叉反应,如菌体LewisX和LewisY抗原。

3.外源损伤因素破坏胃黏膜屏障

碱性十二指肠液反流等,可减弱胃黏膜屏障功能。致使胃腔内 H^+ 通过损害的屏障,反弥散入胃黏膜内,使炎症不易消散。长期慢性炎症,又加重屏障功能的减退,如此恶性循环使慢性胃炎久治不愈。

4.生理因素和胃黏膜营养因子缺乏

萎缩性变化和肠化生等皆与衰老相关,而炎症细胞浸润程度与年龄关系不大。这主要是老龄者的退行性变-胃黏膜小血管扭曲,小动脉壁玻璃样变性,管腔狭窄导致黏膜营养不良、分泌功能下降。

新近研究证明,某些胃黏膜营养因子(胃泌素、表皮生长因子等)缺乏或胃黏膜感觉神经终器对这些因子不敏感可引起胃黏膜萎缩。如手术后残胃炎原因之一是 G 细胞数量减少,而引起胃泌素营养作用减弱。

5.遗传因素

萎缩性胃炎、低酸或无酸、维生素 B_{12} 吸收不良的患病率和 PCA、IFA 的阳性率很高,提示可能有遗传因素的影响。

(二)病理学

慢性胃炎病理变化是由胃黏膜损伤和修复过程所引起。病理组织学的描述包括活动性慢性炎症、萎缩和化生及异型增生等。此外,在慢性炎症过程中,胃黏膜也有反应性增生变化,如胃小凹上皮过形成、黏膜肌增厚、淋巴滤泡形成、纤维组织和腺管增生等。

近几年对于慢性胃炎尤其是慢性萎缩性胃炎的病理组织学,有不少新的进展。以下结合 2006 年 9 月中华医学会消化病学分会的“全国第二次慢性胃炎共识会议”中制定的慢性胃炎诊治的共识意见,论述以下关键进展问题。

1.萎缩的定义

1996 年,新悉尼系统把萎缩定义为“腺体的丧失”,这是模糊而易产生歧义的定义,反映了当时肠化是否属于萎缩,病理学家间有不同认识。其后国际上一个病理学家的自由组织——萎缩联谊会(Atrophy Club 2000)进行了 3 次研讨会,并在 2002 年发表了对萎缩的新分类,12 位学者中有 8 位也曾是悉尼系统的执笔者,故此意见可认为是悉尼系统的补充和发展,有很高权威性。

萎缩联谊会把萎缩新定义为“萎缩是胃固有腺体的丧失”,将萎缩分为 3 种情况:无萎缩、未确定萎缩和萎缩。进而将萎缩分两个类型:非化生性萎缩和化生性萎缩。前者特点是腺体丧失伴有黏膜固有层中的纤维化或纤维肌增生;后者是胃黏膜腺体被化生的腺体所替换。这两类萎缩的程度分级仍用最初悉尼系统标准和新悉尼系统的模拟评分图，分为4级，即无、轻度、中度和重度萎缩。国际的萎缩新定义对我国来说不是新的，我国学者早年就认为“肠化或假幽门腺化生不是胃固有腺体，因此尽管胃腺体数量未减少，但也属萎缩”，并在全国第一届慢性胃炎共识会议做了说明。

对于上述第2个问题，答案显然是肯定的。这是因为多灶性萎缩性胃炎的胃黏膜萎缩呈灶状分布，即使活检块数少，只要病理活检发现有萎缩，就可诊断为萎缩性胃炎。在此次全国慢性胃炎共识意见中强调，需注意取材于糜烂或溃疡边缘的组织易存在萎缩，但不能简单地视为萎缩性胃炎。此外，活检组织太浅、组织包埋方向不当等因素均可影响萎缩的判断。

“未确定萎缩”是国际新提出的观点，认为黏膜层炎症很明显时，单核细胞密集浸润造成腺体被取代、移置或隐匿，以致难以判断这些“看来似乎丧失”的腺体是否真正丧失，此时暂先诊断为“未确定萎缩”，最后诊断延期到炎症明显消退（大部分在Hp根除治疗3～6个月后），再取活检时做出。对萎缩的诊断采取了比较谨慎的态度。

目前，我国共识意见并未采用此概念。因为：①炎症明显时腺体被破坏、数量减少，在这个时点上，病理按照萎缩的定义可以诊断为萎缩，非病理不能。②一般临床希望活检后有病理结论，病理如不作诊断，会出现临床难出诊断、对治疗效果无法评价的情况。尤其在临床研究上，设立此诊断项会使治疗前或后失去相当一部分统计资料。慢性胃炎是个动态过程，炎症可以有两个结局：完全修复和不完全修复（纤维化和肠化），炎症明显期病理无责任预言今后趋向哪个结局。可以预料对萎缩采用的诊断标准不一，治疗有效率也不一，采用“未确定萎缩”的研究课题，因为事先去除了一部分可逆的萎缩，萎缩的可逆性就低。

2.肠化分型的临床意义与价值用

AB-PAS和HID-AB黏液染色能区分肠化亚型，然而，肠化分型的意义并未明了。传统观念认为，肠化亚型中的小肠型和完全型肠化无明显癌前病变意义，而大肠型肠化的胃癌发生危险性增高，从而引起临床的重视。支持肠化分型有意义的学者认为化生是细胞表型的一种非肿瘤性改变，通常在长期不利环境作用下出现。这种表型改变可以是干细胞内出现体细胞突变的结果，或是表现遗传修饰的变化导致后代细胞向不同方向分化的结果。胃内肠化生部位发现很多遗传改变，这些改变甚至可出现在异型增生前。他们认为肠化生中不完全型结肠型者，具有大多数遗传学改变，有发生胃癌的危险性。但近年越来越多的临床资料显示，其预测胃癌价值有限而更强调重视肠化范围，肠化分布范围越广，其发生胃癌的危险性越高。10多年来罕有从大肠型肠化随访发展成癌的报道。另外,从病理检测的实际情况看,肠化以混合型多见,大肠型肠化的检出率与活检块数有密切关系,即活检块数越多,大肠型肠化检出率越高。客观地讲,该型肠化生的遗传学改变和胃不典型增生(上皮内瘤)的改变相似。因此,对肠化分型的临床意义和价值的争论仍未有定论。

3.关于异型增生

异型增生(上皮内瘤变)是重要的胃癌癌前病变。分为轻度和重度(或低级别和高级别)两级。异型增生和上皮内瘤变是同义词,后者是WHO国际癌症研究协会推荐使用的术语。

4.萎缩和肠化发生过程是否存在不可逆转点

胃黏膜萎缩的产生主要有两种途径:一是干细胞区室和/或腺体被破坏;二是选择性破坏特定的上皮细胞而保留干细胞。这两种途径在慢性Hp感染中均可发生。

萎缩与肠化的逆转报道已经不在少数,但是否所有病患均有逆转可能,是否在萎缩的发生与发展过程中存在某一不可逆转点。这一转折点是否可能为肠化生,已明确Hp感染可诱发慢性胃炎,经历慢性炎症→萎缩→肠化→异型增生等多个步骤最终发展至胃癌(Correa模式)。可否通过根除Hp来降低胃癌发生危险性始终是近年来关注的热点。多数研究表明,根除Hp可防止胃黏膜萎缩和肠化的进一步发展,但萎缩、肠化是否能得到逆转尚待更多研究证实。

Mera和Correa等最新报道了一项长达12年的大型前瞻性随机对照研究,纳入795例具有胃癌前病变的成人患者,随机给予他们抗Hp治疗和/或抗氧化治疗。他们观察到萎缩黏膜在Hp根除后持续保持阴性12年后可以完全消退,而肠化黏膜也有逐渐消退的趋向,但可能需要随访更长时间。他们认为通过抗Hp治疗来进行胃癌的化学预防是可行的策略。

但是,部分学者认为在考虑萎缩的可逆性时,需区分缺失腺体的恢复和腺体内特定细胞的再生。在后一种情况下,干细胞区室被保留,去除有害因素可使壁细胞和主细胞再生,并完全恢复腺体功能。当腺体及干细胞被完全破坏后,腺体的恢复只能由周围未被破坏的腺窝单元来完成。

当萎缩伴有肠化生时,逆转机会进一步减小。如果肠化生是对不利因素的适应性反应,而且不利因素可以被确定和去除,此时肠化生有可能逆转。但是,肠化生还有很多其他原因,如胆汁反流、高盐饮食、乙醇。这意味着即使在Hp感染个体,感染以外的其他因素亦可以引发或加速化生的发生。如果肠化生是稳定的干细胞内体细胞突变的结果，则改变黏膜的环境也许不能使肠化生逆转。

曾经有34篇文献，根治Hp后萎缩可逆和无好转的基本各占一半，主要由于萎缩诊断标准、随访时间和间隔长短、活检取材部位和数量不统一所造成。建议今后制订统一随访方案，联合各医疗单位合作研究，使能得到大宗病例的统计资料。根治Hp可以产生某些有益效应，如消除炎症，消除活性氧所致的DNA损伤，缩短细胞更新周期，提高低胃酸者的泌酸量，并逐步恢复胃液维生素C的分泌。在预防胃癌方面，这些已被证实的结果可能比希望萎缩和肠化生逆转重要得多。

实际上，国际著名学者对有否此不可逆转点也有争论。如美国的Correa教授并不认同它的存在，而英国Aberdeen大学的Emad Munir El-Omar教授则强烈认为在异型增生发展至胃癌的过程中有某个节点，越过此则基本处于不可逆转阶段，但至今为止尚未明确此点的确切位置。

四、临床表现

流行病学研究表明，多数慢性非萎缩性胃炎患者无任何症状。少数患者可有上腹痛或不适、上腹胀、早饱、嗳气、恶心等非特异性消化不良症状。某些慢性萎缩性胃炎患者可有上腹部灼痛、胀痛、钝痛或胀闷且以餐后为著，食欲缺乏、恶心、嗳气、便秘或腹泻等症状。内镜检查和胃黏膜组织学检查结果与慢性胃炎患者症状的相关分析表明，患者的症状缺乏特异性，且症状之有无及严重程度与内镜所见及组织学分级并无肯定的相关性。

伴有胃黏膜糜烂者，可有少量或大量上消化道出血，长期少量出血可引起缺铁性贫血。胃体萎缩性胃炎可出现恶性贫血，常有全身衰弱、疲软、神情淡漠、隐性黄疸，消化道症状一般较少。

体征多不明显，有时上腹轻压痛，胃体胃炎严重时可有舌炎和贫血。

慢性萎缩性胃炎的临床表现不仅缺乏特异性，而且与病变程度并不完全一致。

五、辅助检查

(一)胃镜及活组织检查

1.胃镜检查

随着内镜器械的长足发展，内镜观察更加清晰。内镜下慢性非萎缩性胃炎可见红斑（点状、片状、条状），黏膜粗糙不平，出血点（斑），黏膜水肿及渗出等基本表现，尚可见糜烂及胆汁反流。萎缩性胃炎则主要表现为黏膜色泽白，不同程度的皱襞变平或消失。在不过度充气状态下，可透见血管纹，轻度萎缩时见到模糊的血管，重度时看到明显血管分支。内镜下肠化黏膜呈灰白色颗粒状小隆起，重者贴近观察有绒毛状变化。肠化也可以呈平坦或凹陷外观的。如果喷撒亚甲蓝色素，肠化区可能出现被染上蓝色，非肠化黏膜不着色。

胃黏膜血管脆性增加可致黏膜下出血，谓之壁内出血，表现为水肿或充血胃黏膜上见点状、斑状或线状出血，可多发、新鲜和陈旧性出血相混杂。如观察到黑色附着物常提示糜烂等致出血。

值得注意的是，少数 Hp 感染性胃炎可有胃体部皱襞肥厚，甚至宽度达到 5 mm以上，且在适当充气后皱襞不能展平，用活检钳将黏膜提起时，可见帐篷征，这是和恶性浸润性病变鉴别点之一。

2.病理组织学检查

萎缩的确诊依赖于病理组织学检查。萎缩的肉眼与病理之符合率仅为 38%～78%，这与萎缩或肠化甚至 Hp 的分布都是非均匀的，或者说多灶性萎缩性胃炎的胃黏膜萎缩呈灶状分布有关。当然，只要病理活检发现有萎缩，就可诊断为萎缩性胃炎。但如果未能发现萎缩，却不能轻易排除之。如果不取足够多的标本或者内镜医师并未在病变最重部位(这也需要内镜医师的经验)活检，则势必可能遗漏病灶。反之，当在糜烂或溃疡边缘的组织活检时，即使病理发现了萎缩，却不能简单地视为萎缩性胃炎，这是因为活检组织太浅、组织包埋方向不当等因素均可影响萎缩的判断。还有，根除 Hp 可使胃黏膜活动性炎症消退，慢性炎症程度减轻。一些因素可影响结果的判断，如：①活检部位的差异。②Hp 感染时胃黏膜大量炎症细胞浸润，形如萎缩；但根除 Hp 后胃黏膜炎症细胞消退，黏膜萎缩、肠化可望恢复。然而在胃镜活检取材多少问题上，病理学家的要求与内镜医师出现了矛盾。从病理组织学观点来看，5 块或更多则有利于组织学的准确判断，然而，就内镜医师而言，考虑到患者的医疗费用，主张 2～3 块即可。

(二)Hp 检测

活组织病理学检查时可同时检测 Hp，并可在内镜检查时多取 1 块组织做快速尿素酶检查以增加诊断的可靠性。其他检查 Hp 的方法包括：①胃黏膜直接涂片或组织切片，然后以 Gram 或 Giemsa 或Warthin-Starry 染色(经典方法)，甚至 HE 染色，免疫组化染色则有助于检测球形 Hp。②细菌培养，为金标准；需特殊培养基和微需氧环境，培养时间 3～7 天，阳性率可能不高但特异性高，且可做药物敏感试验。③血清 Hp 抗体测定，多在流行病学调查时用。④尿素呼吸试验，是一种非侵入性诊断法，口服^{13}C或^{14}C标记的尿素后，检测患者呼气中的$^{13}CO_2$或$^{14}CO_2$量，结果准确。⑤聚合酶链反应法（PCR法），能特异地检出不同来源标本中的Hp。

根除Hp治疗后，可在胃镜复查时重复上述检查，亦可采用非侵入性检查手段，如^{13}C或^{14}C尿素呼气试验、粪便Hp抗原检测及血清学检查。应注意，近期使用抗生素、质子泵抑制剂、铋剂等药物，因有暂时抑制Hp作用，会使上述检查（血清学检查除外）呈假阴性。

（三）X线钡剂检查

主要是以很好地显示胃黏膜相的气钡双重造影。对于萎缩性胃炎，常常可见胃皱襞相对平坦和减少。但依靠X线诊断慢性胃炎价值不如胃镜和病理组织学。

（四）实验室检查

1.胃酸分泌功能测定

非萎缩性胃炎胃酸分泌常正常，有时可以增高。萎缩性胃炎病变局限于胃窦时，胃酸可正常或低酸，低酸是由于泌酸细胞数量减少和H^+向胃壁反弥散所致。测定基础胃液分泌量（BAO）及注射组胺或五肽胃泌素后测定最大泌酸量（MAO）和高峰泌酸量（PAO）以判断胃泌酸功能，有助于萎缩性胃炎的诊断及指导临床治疗。A型慢性萎缩性胃炎患者多无酸或低酸，B型慢性萎缩性胃炎患者可正常或低酸，往往在给予酸分泌刺激药后，也不见胃液和胃酸分泌。

2.胃蛋白酶原（PG）测定

胃体黏膜萎缩时血清PGⅠ水平及PGⅠ/Ⅱ比例下降，严重时可伴餐后血清G-17水平升高；胃窦黏膜萎缩时餐后血清G-17水平下降，严重时可伴PGⅠ水平及PGⅠ/Ⅱ比例下降。然而，这主要是一种统计学上的差异（图3-2）。

有学者发现无症状胃癌患者，本法85%阳性，PGⅠ或比值降低者，推荐进一步胃镜检查，以检出伴有萎缩性胃炎的胃癌。该试剂盒用于诊断萎缩性胃炎和判断胃癌倾向在欧洲国家应用要多于我国。

3.血清促胃液素测定

如果以放射免疫法检测血清促胃液素，则正常值应低于100 pg/mL。慢性萎缩性胃炎胃体为主者，因壁细胞分泌胃酸缺乏、反馈性地G细胞分泌促胃液素增多，致促胃液素中度升高。特别是当伴有恶性贫血时，该值可达1 000 pg/mL或更高。注意此时要与胃泌素瘤相鉴别，后者是高胃酸分泌。慢性萎缩性胃炎以胃窦为主时，空腹血清促胃液素正常或降低。

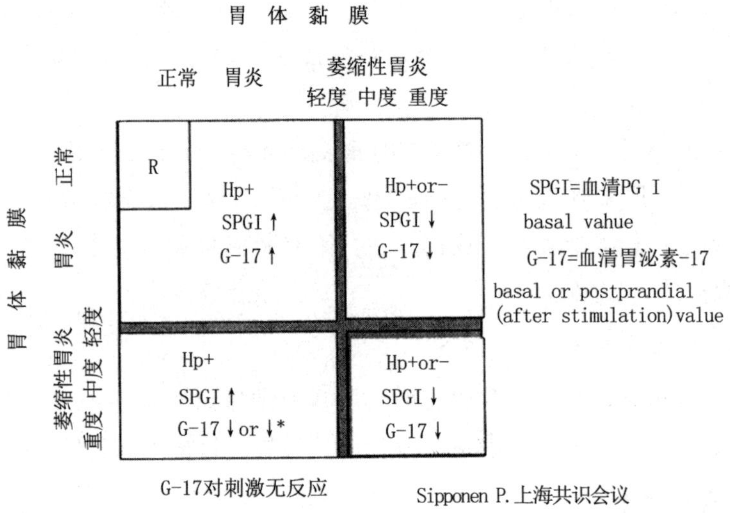

图 3-2 胃蛋白酶原测定

4.自身抗体

血清 PCA 和 IFA 阳性对诊断慢性胃体萎缩性胃炎有帮助，尽管血清 IFA 阳性率较低，但胃液中 IFA 的阳性，则十分有助于恶性贫血的诊断。

5.血清维生素 B_{12} 浓度和维生素 B_{12} 吸收试验

慢性胃体萎缩性胃炎时，维生素 B_{12} 缺乏，常低于 200 ng/L。维生素 B_{12} 吸收试验（Schilling 试验）能检测维生素 B_{12} 在末端回肠吸收情况且可与回盲部疾病和严重肾功能障碍相鉴别。同时服用 ^{58}Co 和 ^{57}Co（加有内因子）标记的氰钴素胶囊。此后收集 24 小时尿液。如两者排出率均大于 10%则正常，若尿中 ^{58}Co 排出率低于 10%，而 ^{57}Co 的排出率正常则常提示恶性贫血；而两者均降低的常常是回盲部疾病或者肾衰竭者。

六、诊断和鉴别诊断

（一）诊断

鉴于多数慢性胃炎患者无任何症状，或即使有症状也缺乏特异性，且缺乏特异性体征，因此根据症状和体征难以做出慢性胃炎的正确诊断。慢性胃炎的确诊主要依赖于内镜检查和胃黏膜活检组织学检查，尤其是后者的诊断价值更大。

按照悉尼胃炎标准要求，完整的诊断应包括病因、部位和形态学三方面。例如，诊断为胃窦为主慢性活动性 Hp 胃炎和 NSAIDs 相关性胃炎。当胃窦和胃体炎症程度相差 2 级或以上时，加上“为主”修饰词，如“慢性（活动性）胃炎，胃窦显著”。当然，这些诊断结论最好是在病理报告后给出，实际的临床工作中，胃镜医师可根据胃镜下表现给予初步诊断。病理诊断则主要根据新悉尼胃炎系统如图 3-3 所示。

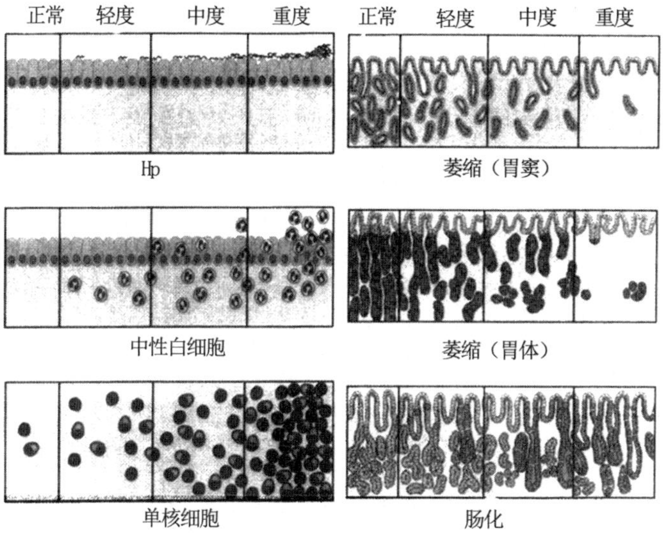

图 3-3　新悉尼胃炎系统

对于自身免疫性胃炎诊断，要予以足够的重视。因为胃体活检者甚少，或者很少开展 PCA 和 IFA 的检测，诊断该病者很少。为此，如果遇到以全身衰弱和贫血为主要表现，而上消化道症状往往不明显者，应做血清促胃液素测定和/或胃液分析，异常者进一步做维生素 B_{12} 吸收试验，血清维生素 B_{12} 浓度测定可获确诊。注意不能仅仅凭活检组织学诊断本病，特别标本数少时，这是因为 Hp 感染性胃炎后期，胃窦肠化，Hp 上移，胃体炎症变得显著，可与自身免疫性胃炎表现相重叠，但后者胃窦黏膜的变化很轻微。另外，淋巴细胞性胃炎也可出现类似情况，而其并无泌酸腺萎缩。A 型、B 型萎缩性胃炎特点见表 3-1。

表 3-1　A 型和 B 型慢性萎缩性胃炎的鉴别

鉴别要点	A 型慢性萎缩性胃炎	B 型慢性萎缩性胃炎
部位　胃窦	正常	萎缩
胃体	弥漫性萎缩	多然性
血清促胃液素	明显升高	不定，可以降低或不变
胃酸分泌	降低	降低或正常
自身免疫抗体（内因子抗体和壁细胞抗体）阳性率	90%	10%
恶性贫血发生率	90%	10%
可能的病因	自身免疫，遗传因素	Hp、化学损伤

(二)鉴别诊断

1.功能性消化不良

2006年,《中国慢性胃炎共识意见》将消化不良症状与慢性胃炎做了对比:一方面慢性胃炎患者可有消化不良的各种症状;另一方面,一部分有消化不良症状者如果胃镜和病理检查无明显阳性发现,可能仅仅为功能性消化不良。当然,少数功能性消化不良患者可同时伴有慢性胃炎。这样在慢性胃炎与消化不良症状功能性消化不良之间形成较为错综复杂的关系。但一般说来,消化不良症状的有无和严重程度与慢性胃炎的内镜所见或组织学分级并无明显相关性。

2.早期胃癌和胃溃疡

几种疾病的症状有重叠或类似,但胃镜及病理检查可鉴别。重要的是,如遇到黏膜糜烂,尤其是隆起性糜烂,要多取活检和及时复查,以排除早期胃癌。这是因为即使是病理组织学诊断,也有一定局限性。主要原因:①胃黏膜组织学变化易受胃镜检查前夜的食物(如某些刺激性食物加重黏膜充血)性质、被检查者近日是否吸烟、胃镜操作者手法的熟练程度、患者恶心反应等诸种因素影响。②活检是点的调查,而慢性胃炎病变程度在整个黏膜面上并非一致,要多点活检才能做出全面估计,判断治疗效果时,尽量在黏膜病变较重的区域或部位活检,如果是治疗前后比较,则应在相同或相近部位活检。③病理诊断易受病理医师主观经验的影响。

3.慢性胆囊炎与胆石症

其与慢性胃炎症状十分相似,同时并存者亦较多。对于中年女性诊断慢性胃炎时,要仔细询问病史,必要时行胆囊B超检查,以了解胆囊情况。

4.其他

慢性肝炎和慢性胰腺疾病等,也可出现与慢性胃炎类似症状,在详询病史后,行必要的影像学检查和特异的实验室检查。

七、预后

慢性萎缩性胃炎常合并肠上皮化生。慢性萎缩性胃炎绝大多数预后良好,少数可癌变,其癌变率为1%～3%。目前认为慢性萎缩性胃炎若早期发现,及时积极治疗,病变部位萎缩的腺体是可以恢复的,其可转化为非萎缩性胃炎或被治愈,改变了以往人们对慢性萎缩性胃炎不可逆转的认识。根据萎缩性胃炎每年的癌变率为0.5%～1.0%,那么,胃镜和病理检查的随访间期定位多长才既提高早期胃癌的诊断率,又方便患者和符合医药经济学要求。这也一直是不同地区和不同学者分歧较大的问题。在我国,城市和乡村由不同胃癌发生率和医疗条件差异。如果纯粹从疾病进展和预防角度考虑,一般认为,不伴有肠化和异型增生的萎缩性胃炎可1～2年做内镜和病理随访1次;活检有中重度萎缩伴有肠化的萎缩性胃炎1年左右随访1次。伴有轻度异型增生并剔除取于癌旁者,根据内镜和临床情况缩短至6～12个月随访1次;而重度异型增生者需立即复查胃镜和病理,必要时手术治疗或内镜下局部治疗。

八、治疗

慢性非萎缩性胃炎的治疗目的是缓解消化不良症状和改善胃黏膜炎症。治疗应尽可能针对病因,遵循个体化原则。消化不良症状的处理与功能性消化不良相同。无症状、Hp阴性的非萎缩性胃炎无须特殊治疗。

(一)一般治疗

慢性萎缩性胃炎患者,不论其病因如何,均应戒烟、忌酒,避免使用损害胃黏膜的药物,避免食用对胃黏膜有刺激性的食物和饮品,如过于酸、甜、咸、辛辣和过热、过冷食物,浓茶、咖啡等。饮食宜规律,少吃油炸、烟熏、腌制食物,不食腐烂变质的食物,多吃新鲜蔬菜和水果,所食食品要新鲜并富于营养,保证有足够的蛋白质、维生素(如维生素C和叶酸等)及铁质摄入,精神上乐观,生活要规律。

(二)针对病因或发病机制的治疗

1.根除Hp

慢性非萎缩性胃炎的主要症状为消化不良,其症状应归属于功能性消化不良范畴。目前,国内外均推荐对Hp阳性的功能性消化不良行根除治疗。因此,有消化不良症状的Hp阳性慢性非萎缩性胃炎患者均应根除Hp。另外,如果伴有胃黏膜糜烂,也该根除Hp。大量研究结果表明,根除Hp可使胃黏膜组织学得到改善;对预防消化性溃疡和胃癌等有重要意义;对改善或消除消化不良症状具有费用-疗效比优势。

2.保护胃黏膜

关于胃黏膜屏障功能的研究由来已久。1964年,美国密歇根大学Horace Willard Davenport博士首次提出"胃黏膜具有阻止H^+自胃腔向黏膜内扩散的屏障作用"。1975年,美国密歇根州Upjohn公司的Robert博士发现前列腺素可明显防止或减轻NSAIDs和应激等对胃黏膜的损伤,其效果呈剂量依赖性。从而提出细胞保护的概念。1996年,加拿大的Wallace教授较全面阐述胃黏膜屏障,根据解剖和功能将胃黏膜的防御修复分为5个层次——黏液-HCO_3^-屏障、单层柱状上皮屏障、胃黏膜血流量、免疫细胞-炎症反应和修复重建因子作用等。至关重要的上皮屏障主要包括胃上皮细胞顶膜能抵御高浓度酸、胃上皮细胞之间紧密连接、胃上皮抗原呈递，免疫探及并限制潜在有害物质，并且它们大约每72小时完全更新一次。这说明它起着关键作用。

近年来，有关前列腺素和胃黏膜血流量等成为胃黏膜保护领域的研究热点。这与NSAIDs药物的广泛应用带来的不良反应日益引起学者的重视有关。美国加州大学戴维斯分校的Tarnawski教授的研究显示，前列腺素保护胃黏膜抵抗致溃疡及致坏死因素损害的机制不仅是抑制胃酸分泌。当然表皮生长因子(EGF)、成纤维生长因子(bFGF)和血管内皮生长因子(VEGF)及热休克蛋白等都是重要的黏膜保护因子，在抵御黏膜损害中起重要作用。

然而，当机体遇到有害因素强烈攻击时，仅依靠自身的防御修复能力是不够的，强化黏膜防卫能力，促进黏膜的修复是治疗胃黏膜损伤的重要环节之一。具有保护和增强胃黏膜防御功能或者防止胃黏膜屏障受到损害的一类药物统称为胃黏膜保护药。包括铝碳酸镁、硫糖铝、胶体铋剂、米索前列醇(喜克溃)、替普瑞酮(又名施维舒)、吉法酯(又名惠加强-G)、谷氨酰胺类(麦滋林-S)、瑞巴派特(膜固思达)等药物。

3.抑制胆汁反流

促动力药如多潘立酮可防止或减少胆汁反流；胃黏膜保护药，特别是有结合胆酸作用的铝碳酸镁制剂，可增强胃黏膜屏障、结合胆酸，从而减轻或消除胆汁反流所致的胃黏膜损害。考来烯胺可络合反流至胃内的胆盐，防止胆汁酸破坏胃黏膜屏障，方法为每次3～4 g，每天3～4次。

(三)对症处理

消化不良症状的治疗由于临床症状与慢性非萎缩性胃炎之间并不存在明确关系，因此症状治疗事实上属于功能性消化不良的经验性治疗。慢性胃炎伴胆汁反流者可应用促动力药(如多潘立酮)和/或有结合胆酸作用的胃黏膜保护药(如铝碳酸镁制剂)。

(1)有胃黏膜糜烂和/或以反酸、上腹痛等症状为主者，可根据病情或症状严重程度选用抗酸药、H_2受体阻滞剂或质子泵抑制剂。

(2)促动力药如多潘立酮、马来酸曲美布汀、莫沙必利、盐酸伊托必利主要用于上腹饱胀、恶心或呕吐等为主要症状者。

(3)胃黏膜保护药如硫糖铝、瑞巴派特、替普瑞酮、吉法酯、依卡倍特适用于有胆汁反流、胃黏膜损害和/或症状明显者。

(4)抗抑郁药或抗焦虑治疗:可用于有明显精神因素的慢性胃炎伴消化不良症状患者,同时应予耐心解释或心理治疗。

(5)助消化治疗:对于伴有腹胀、食欲缺乏等消化不良症而无明显上述胃灼热、反酸、上腹饥饿痛症状者,可选用含有胃酶、胰酶和肠酶等复合酶制剂治疗。

(6)其他对症治疗:包括解痉止痛、止吐、改善贫血等。

(7)对于贫血,若为缺铁,应补充铁剂。大细胞贫血者根据维生素 B_{12} 或叶酸缺乏分别给予补充。

第七节 急性肾小球肾炎

急性肾小球肾炎简称急性肾炎,是一种常见的原发性肾小球疾病。本病大多呈急性起病,临床表现为血尿、蛋白尿、高血压、水肿、少尿及氮质血症。因其表现为一组临床综合征,为此又称为"急性肾炎综合征"。急性肾小球肾炎常见于多种致病微生物感染之后发病,尤其是链球菌感染,但也有部分患者由其他微生物感染所致,如葡萄球菌、肺炎链球菌、伤寒杆菌、梅毒、病毒、原虫及真菌等引起。通常临床所指的急性肾小球肾炎即指链球菌感染后肾小球肾炎,本节也以此为重点阐述。

一、急性肾小球肾炎发病机制与临床表现

(一)发病机制

本病发病与抗原抗体介导的免疫损伤密切相关。当机体被链球菌感染后,其菌体内某些有关抗原与相应的特异抗体于循环中形成抗原-抗体复合物,随血流抵达肾脏,沉积于肾小球而致病。但也可能是链球菌抗原中某些带有阳电荷的成分通过与肾小球基底膜(GBM)上带有阴电荷的硫酸类肝素残基作用,先植于 GBM,然后通过原位复合物方式而致病。当补体被激活后,炎症细胞浸润,导致肾小球免疫病理损伤而致疾病。肾小球毛细血管的免疫性炎症使毛细血管腔变窄,甚至闭塞,并损害肾小球滤过膜。可出现血尿、蛋白尿及管型尿等,并使肾小球滤过率下降。因而对水钠各种溶质(包括含氮代谢产物、无机盐)的排泄减少,而发生水钠潴留,继而引起细胞外液容量增加。因此,临床上有水肿、尿少、全身循环充血状态、呼吸困难、肝大、静脉压增高等表现。本病引发的高血压目

前认为是由于血容量增加所致，同时，也可能与肾素-血管紧张素-醛固酮系统活力增强有关。

本病急性期表现为弥漫性毛细血管内增生性肾小球肾炎、肾小球增大，并含有细胞成分，内皮细胞肿胀，系膜细胞浸润。电镜下可见上皮下沉淀物呈驼峰状。免疫荧光检查可见弥漫的呈颗粒状的毛细血管襻或系膜区的 IgG、C_3 和备解素的免疫沉着，偶有少量 IgM 和 C_4。

（二）临床表现

急性肾小球肾炎可发生于各年龄组，但以儿童及青少年多见。本证起病较急，病情轻重不一，多数病例患病前有链球菌感染史。感染灶以上呼吸道及皮肤为主，如扁桃体炎、咽炎、气管炎、鼻窦炎等。在上述前驱感染后，有 1～3 周无症状的间歇期。间歇期后，即急性起病，首发症状多为水肿和血尿，是典型性急性肾炎综合征。重症者可发生急性肾衰竭。

1.全身症状

发病时症状轻重不一，患者常有头痛、食欲减退、恶心、呕吐、腰困、疲乏无力，部分患者先驱感染没有控制，可有发热、咽喉疼痛、咳嗽、体温一般在 38 ℃上下，发热以儿童多见。

2.水肿、少尿

水肿、少尿常为本病的首发症状，占患者的 80%～90%，在发生水肿之前，患者都有少尿。轻者仅晨起眼睑水肿，或伴有双下肢轻度可凹性水肿，面色较苍白。重者可延及全身，体重增加。水肿出现的部位主要取决于两个因素，即重力作用和局部组织张力。儿童皮肤及皮下组织较紧密，则水肿的凹陷性不十分明显。另外，水肿的程度还与钠盐的食入量有密切关系。钠盐入量多则水肿加重，严重者可有胸腔积液、腹水。

3.血尿

几乎全部患者均有肾小球源性血尿，是本病常见的初起症状。尿是浑浊棕红色、洗肉水样色。一般在数天内消失，也可持续 1～2 周转为镜下血尿。经治疗后一般镜下血尿多在 6 个月内完全消失。也可因劳累、紧张、感染后反复出现镜下血尿，也有持续 1～2 年才完全消失。

4.蛋白尿

多数患者有不同程度的蛋白尿，以清蛋白为主。极少数患者表现为肾病综合征。蛋白尿持续存在提示病情迁延或有转为慢性肾炎的可能。

5.高血压

大部分患者可出现一过性轻、中度高血压。收缩压、舒张压均增高,往往与血尿、水肿同时存在。一般持续 2～3 周,多随水肿消退而降至正常。产生原因主要与水钠潴留、血容量扩张有关。经利尿消肿后血压随之下降,少数患者可出现重度高血压,并可并发高血压脑病、心力衰竭或视网膜病变,出现充血性心力衰竭、肺水肿等。

6.肾功能异常

少数患者可出现少尿(＜400 mL/24 h)、肾功能一过性受损,表现为轻度氮质血症。于 2 周后尿量增加,肾功能于利尿后数天内可逐渐恢复,仅有极少数患者可表现为急性肾衰竭。

二、急性肾小球肾炎的诊断与鉴别诊断

(一)诊断

1.前驱感染史

一般起病前有呼吸道或皮肤感染,也可能有其他部位感染。

2.尿常规及沉渣检查

(1)血尿:为急性肾炎重要表现,肉眼血尿或镜下血尿,尿中红细胞多为严重变形红细胞,这是由于红细胞通过病变毛细血管壁和流经肾小管过程中,因渗透压改变而变形。此外,还可见红细胞管型,表示肾小球有出血渗出性炎症,是急性肾炎的重要特点。

(2)管型尿:尿沉渣中常见有肾小管上皮细胞、白细胞,偶有白细胞管型及大量透明和颗粒管型,一般无蜡样管型及宽大管型,如果出现此类管型,提示原肾炎急性加重,或全身系统性疾病,如红斑狼疮或血管炎。

(3)尿蛋白:通常为(＋)～(＋＋),24 小时蛋白总量＜3.0 g,尿蛋白多属非选择性。

(4)尿少与水肿:本病急性发作期 24 小时尿量一般在 1 000 mL 以下,并伴有面部及下肢轻度水肿。

3.血常规检查

白细胞计数可正常或增加,此与原感染性是否仍继续存在有关。急性期血沉常增快,一般在 30～60 mm/h,常见轻度贫血,此与血容量增大、血液稀释有关,于利尿消肿后即可恢复,但也有少数患者有微血管溶血性贫血。

4.肾功能及血生化检查

急性期肾小球滤过率(GFR)呈不同程度下降,但肾血浆流量常可正常。因此滤过分数常下降。与肾小球功能受累相比,肾小管功能相对良好,肾浓缩功能仍多保持正常。临床常见一过性氮质血症,血中尿素氮、肌酐轻度增高,尿钠和尿钙排出减少,不限进水的患者可有轻度稀释性低钠血症。此外,还可出现高血钾和代谢性酸中毒症。

5.有关链球菌感染的细胞学和血清学检查

链球菌感染后,机体对菌体成分及其产物相应的抗体,如抗链球菌溶血素O抗体(ASO),其阳性率可达50%～80%,常借助检测此抗体以证实前期的链球菌感染。通常在链球菌感染后2～3周出现,3～5周滴度达高峰,半年内可恢复正常,75%的患者1年内转阴。在判断所测结果时应注意,ASO滴度升高仅表示近期内曾有链球菌感染,与急性肾炎发病的可能性及病情严重性不直接相关。经有效抗生素治疗者其阳性率降低,皮肤感染灶患者阳性率也低。另外,部分患者起病早期循环免疫复合物及血清冷球蛋白可呈阳性,但应注意病毒所致急性肾炎者可能前驱期短,一般为3～5天,以血尿为主要表现,C_3 不降低,ASO不增高,预后好。

血浆补体测定除个别病例外,肾炎病程早期,血总补体及 C_3 均明显下降,6周后可恢复正常,此规律性变化为急性肾炎的典型表现。血清补体下降程度与急性肾炎病情轻重无明显相关,但低补体血症持续8周以上者,应考虑有其他类型肾炎的可能,如膜增生性肾炎、冷球蛋白血症或狼疮性肾炎等。

6.血浆蛋白和脂质测定

本症患者有少数清蛋白常轻度降低,这是由于水钠潴留的血容量增加和血液稀释造成,并不是由尿蛋白丢失而致,经利尿消肿后可恢复正常。有少数患者伴有 α_2、β脂蛋白增高。

7.其他检查

如少尿一周以上或进行性尿量减少伴肾功能恶化者、病程超过两个月而无好转趋势者、急性肾炎综合征伴肾病综合征者,应考虑进行肾活检以明确诊断,指导治疗。

8.非典型病例的临床诊断

最轻的亚临床病例可全无水肿、高血压和肉眼血尿,仅于链球菌感染后或急性肾炎紧密相接触者,行尿常规检查而发现镜下血尿,甚或尿检也正常,仅血中 C_3 呈典型的规律性改变,即急性期明显降低,而6～8周恢复正常。此类患者如行肾活检可呈典型的毛细血管内增生及特征性驼峰病变。

(二)鉴别诊断

1.发热性尿蛋白

急性感染发热患者可出现蛋白尿、管型及镜下血尿,极易与不典型或轻度急性肾炎患者相混淆,但前者无潜伏期,无水肿和高血压,热退后尿常规迅速恢复正常。

2.急进性肾炎

起病初与急性肾炎很难鉴别,本病在数天或数周内出现进行性肾功能不全、少尿或无尿,可帮助鉴别,必要时需采用肾穿刺病理检查,如表现为新月体肾炎可资鉴别诊断。

3.慢性肾炎急性发作

大多数慢性肾炎往往起病隐匿,急性发作常继发感染后,前驱期往往较短,1～2 天即出现水肿、少尿、氮质血症等,严重者伴有贫血、高血压,肾功能持续损害常常可伴有夜尿增多,尿比重常低。

4.IgA 肾病

IgA 肾病主要以反复发作性血尿为主要表现,ASO、C_3 往往正常,肾活检可以明确诊断。

5.膜性肾炎

膜性肾炎常以急性肾炎样起病,但常常蛋白尿明显,血清补体持续下降>8 周,本病恢复不及急性肾炎明显,必要时行肾穿活检明确诊断。

6.急性肾盂肾炎或尿路感染

尿常规检查常有白细胞和脓细胞、红细胞,患者并有明显的尿路刺激症状和畏寒发热,补体正常,中段尿培养可确诊。

7.继发性肾炎

继发性肾炎如过敏性紫癜性肾炎、狼疮性肾炎、乙型肝炎病毒相关性肾炎等。本类肾炎原发病症状明显,不难诊断。

8.并发症

(1)循环充血状态:因水钠潴留,血容量扩大,循环负荷过重,乃至表现循环充血性心力衰竭甚至肺水肿,此与病情轻重和治疗情况相关,临床表现为气急,不能平卧,胸闷,咳嗽,肺底湿啰音,肝大压痛,心率快,奔马律等左、右心衰竭症状。其是因为血容量扩大所致,而与真正心肌泵衰竭不同,且强心剂效果不佳,利尿剂的应用常助其缓解。

(2)高血压脑病:是指血压急剧增高时(尤其是舒张压)伴发的中枢神经系统症状而言,一般儿童较成年人多见。一般认为此症是在高血压的基础上,脑部小血管痉挛,导致脑缺氧、脑水肿而致。但也有人认为当血压急剧升高时,脑血管原具备的自动舒缩功能失调或失控,脑血管高度充血脑水肿而致。此外,急性肾炎时,水钠潴留也在发病中起一定作用。此并发症多发生在急性肾炎起病后1~2周内。起病较急,临床表现为剧烈头痛,频繁恶心、呕吐,继之视力障碍,眼花,复视,暂时性黑矇,并有嗜睡或烦躁。如不及时治疗则发生惊厥、昏迷,少数暂时偏瘫失语,严重时发生脑疝。神经系统多无局限性体征,浅反射及腱反射可减弱或消失,眼底检查常见视网膜小动脉痉挛,有时可见视盘水肿,脑脊液清亮,压力和蛋白正常或略高。当高血压伴视力障碍、惊厥、昏迷中的任一项,即可诊断。

(3)急性肾衰竭:急性肾炎患者中,有相当一部分病例有程度不一的氮质血症,但真正进展为急性肾衰竭者仅为极少数。由于防治及时,前两类并发症已大为减少,但合并急性肾衰竭尚无有效防止措施,已成为急性肾炎死亡的主要原因。临床表现为少尿或无尿,血尿素氮、肌酐升高,高血钾,代谢性酸中毒等尿毒症改变。在此情况下应及时行血液透析、肾替代疗法(按急性肾衰竭治疗)。如经治疗少尿或无尿3~5天或1周者,此后尿量逐渐增加,症状消失,肾功能可逐渐恢复。

(三)诊断标准

(1)起病较急,病情轻重不一,青少年儿童发病多见。

(2)前驱有上呼吸道及皮肤等感染史,多在感染后1~4周发病。

(3)多见血尿(肉眼或镜下血尿)、蛋白尿、管型(颗粒管型和细胞管型)。

(4)水肿,轻者晨起双眼睑水肿,重者可有双下肢及全身水肿。

(5)有短暂氮质血症,轻中度高血压,B超示双肾形态大小正常。

三、急性肾小球肾炎的治疗

本病的治疗以休息及对症治疗为主,纠正水钠潴留,纠正血循环容量负荷重,抗高血压,防治急性期并发症,保护肾功能,如急性肾衰竭可行透析治疗。因本病属自限性疾病,一般不适宜应用糖皮质激素及细胞毒类药物。

(一)一般治疗

急性期应卧床休息2~3周,待肉眼血尿消失,水肿消退及血压恢复正常,然后逐渐增加室内活动量,3~6个月内应避免较重的体力活动。如活动后尿改变加重者应再次卧床休息。急性期低钠饮食,每天摄入食盐3 g以下,保证充足热量。肾功能正常者不需限制蛋白质入量，适当补充优质蛋白质，对有氮质血症者，应限制蛋白质入量，以减轻肾脏负担。水肿重尿少者，除限盐外还应限制水的入量。

(二)感染灶的治疗

对有咽部、牙周、鼻窦、气管、皮肤感染灶者应给予青霉素 1～2 周治疗。对青霉素过敏者可用大环内酯类抗生素。对于反复发作的慢性扁桃体炎，病证迁延 2～6 个月以上者，尿中仍有异常且考虑与扁桃体病灶有关时，待病情稳定后(尿蛋白少于+)，尿沉渣计数少于 10 个/HP 者，可考虑做扁桃体切除术，术前术后需用 2～3 周青霉素。

(三)抗凝治疗

根据发病机制，且有肾小球内凝血的主要病理改变，主要为纤维素沉积及血小板聚集，因此，在临床治疗时并用抗凝降纤疗法，有助于肾炎的缓解和恢复，具体方法如下。

1.肝素

按成人每天总量 5 000～10 000 U 加入 5%葡萄糖注射液 250 mL 静脉滴注，每天 1 次，10～14 天为1 个疗程，间隔 3～5 天，再行下 1 个疗程，共用 2～3 个疗程。

2.丹红注射液

成人用量为 20～40 mL，加入 5%葡萄糖注射液中，用法疗程同肝素，小儿酌减。或选择其他活血化瘀中成药注射剂，如血塞通、舒血通、川芎、丹参注射剂等。

3.尿激酶

成人每天总量 5 000～10 000 U，加入 5%葡萄糖 250 mL 中，用法疗程如丹红注射液，小儿酌减。注意肝素与尿激酶不要同时应用。

4.双嘧达莫(潘生丁)

成人 50～100 mg，每天 3 次口服，可连服 8～12 周，小儿酌情服用。

(四)利尿消肿

急性肾炎的主要生理病理变化为钠潴留，细胞外液量增加导致临床上水肿、高血压、循环负荷过重及致心肾功能不全等并发症。应用利尿药不仅能达到消肿利尿作用，且有助于防治并发症。

1.轻度水肿

颜面部及双下肢轻度水肿(无胸腔积液、腹水者)，常用噻嗪类利尿药。如氢氯噻嗪，成人25～50 mg，1～2 次/天，口服，此类利尿药作用于远端肾小管。当GFR 为 25 mL/min 时，常不能产生利尿效果，此时可用襻利尿剂。

2.中度水肿

伴有肾功能损害及少量胸腔积液或腹水者，先用噻嗪类利尿药，氢氯噻嗪25～50 mg，1～2 次/天。但当 GFR 为 25 mL/min 时，可加用襻利尿剂，如呋塞米（速尿）每次 20～40 mg，1～3 次/天，如口服效差，可肌内注射或静脉给药，30 分钟起效，但作用短暂，仅 4～6 小时，可重复应用。此两种药在肾小球滤过功能严重受损，肌酐清除率为 5～10 mL/min 时，仍有利尿作用，应注意大剂量时可致听力及肾脏严重损害。急性肾炎一般不用汞利尿剂、保钾利尿剂及渗透性利尿剂。

3.重度水肿

当每天尿量＜400 mL，并有大量胸腔积液、腹水，伴肾功能不全，甚至急性肾衰竭、高血压、心力衰竭并发症时，立即应用大剂量强利尿剂，如呋塞米（速尿）60～120 mg，缓慢静脉推注，但剂量不能＞400 mg/d。因剂量过大，并不能增强利尿效果，反而会使不良反应明显增加，导致不可逆性耳聋。应用后如利尿效果仍不理想，则应考虑血液净化疗（以下简称化疗）法，如血液透析、腹膜透析等，而不应冒风险应用过大剂量的利尿药。此外，还可应用血管解痉药，如多巴胺以达利尿目的。

注意：其他利尿药不宜应用，如汞利尿药对肾实质有损害；渗透性利尿药如甘露醇可增加血容量，加重心脑血管负荷而发生意外，还有诱发急性肾衰竭的潜在危险；保钾利尿剂可致血钾升高，尿少时不宜使用。对高尿酸血症患者，应慎用利尿药。

(五)降压治疗

血压不超过 18.7/12.0 kPa（140/90 mmHg）者可暂缓治疗，严密观察。若经休息、限水、限盐、利尿治疗后，血压仍高者，应给予降压药，可根据高血压的程度、起病缓急，首选一种品种和小剂量使用。

1.钙通道阻滞剂

如硝苯地平（硝苯吡啶）、尼群地平类。此类药品可通过阻断钙离子进入细胞内而干扰血管平滑肌的兴奋-收缩偶联，降低外阻血管阻力而使血压下降，并能较好地维持心、脑、肾血流量。口服或舌下含服均吸收良好，每次 10 mg，2～3 次/天，用药后 20 分钟血压下降，1～2 小时作用达高峰，持续 4～6 小时。控释片、缓释片按说明服用，与 β 受体阻滞剂合用可提高疗效，并可减轻硝苯地平引起的心率加快。

2.血管紧张素转化酶抑制剂

通过抑制血管紧张素转换酶的活性，而抑制血管紧张素扩张小动脉，适用于肾素-血管紧张素-醛固酮介导的高血压，也可应用于合并心力衰竭的患者，常用药物如卡托普利（巯甲丙脯酸），口服 25 mg，15 分钟起效，服用盐酸贝那普利（洛丁新）5～10 mg，每天 1 次服用，对肾素依赖性高血压效果更好。

3.α_1受体阻滞剂

如哌唑嗪，具有血管扩张作用，能减轻心脏前后负荷，宜从小剂量开始逐渐加量，不良反应有直立性低血压、眩晕或乏力等。

4.硝普钠

硝普钠用于严重高血压者，用量为 1～3 μg/(kg·min)，速度持续静脉滴注，数秒内即起作用。其常溶于 200～500 mL 的 5%葡萄糖注射液中静脉滴注，先从小剂量开始，依血压调整滴数。此药物的优点是作用快、疗效高、毒性小，既作用于小动脉阻力血管，又作用于静脉的血容量血管，能降低外周阻力，而不引起静脉回流增加，故尤适应于心力衰竭患者。

(六)严重并发症的治疗

1.急性循环充血性状态和急性充血性心力衰竭的治疗

当急性肾炎出现胸闷、心悸、肺底啰音、心界扩大等症状时，心排血量并不降低，射血指数并不减少，与心力衰竭的病理生理基础不同，而是水钠潴留，血容量增加所致淤血状态。此时首先要绝对卧床休息，严格限制钠、水入量，同时应用强利尿药。硝普钠或酚妥拉明药物多能使症状缓解，发生心力衰竭时，可适当应用地高辛或毒毛花苷 K。危重患者可采用轮流束缚上下肢或静脉放血，每次 150～300 mL，以减轻心脏负荷和肺淤血。当保守治疗无效时，可采用血透脱水治疗。

2.高血压脑病治疗

出现高血压脑病时，应首选硝普钠，剂量为 5 mg 加入 10%葡萄糖注射液 100 mL 中静脉滴注，4 滴/分开始。用药时应监测血压，每 5～10 分钟测血压 1 次。根据血压变化情况调节滴数，最大15 滴/分，为 1～2 μg/(kg·min)，每天总剂量<100 μg/kg。用药后如患者高血压脑病缓解，神志好转，停止抽搐，则应改用其他降压药维持血压。因高血压脑病可致生命危险，故应快速降压，争分夺秒。硝普钠起效快，半衰期短，1～2 分钟可显效，停药 1～10 分钟作用可消失，无药物依赖性。但应注意硝普钠可产生硫氰酸盐代谢产物，故静脉用药浓度应低，滴速应慢，应用时间要短(<48 小时)，并应严密监测血压，如降压过度，可使有效循环血容量过低，而致肾血流量降低，灌注不足引起肾功能损害。应用硝普

钠抢救急性肾炎高血压危象，疗效可靠、安全，而且不良反应小。

当高血压伴有脑水肿时，宜采用强利尿药及脱水药以降低颅脑压力。降颅压和脱水治疗可应用 20% 甘露醇，每次 5 mL/kg，静脉注射或静脉快速滴注，视病情 4～8 小时 1 次。呋塞米(速尿)每次 1 mg/kg 静脉滴注，每 6～8 小时 1 次。地塞米松 0.3～0.5 mg/kg(或每次 5～10 mg，每 6～8 小时 1 次)。如有惊厥应注意对症止痉。持续抽搐者，成人可用地西泮(安定)每次0.3 mg/kg，总量不超过 10～15 mg 静脉给药，并可辅助吸氧等。

3.透析治疗

本病有以下两种情况时可采用透析治疗。

(1)少尿性急性肾衰竭，特别是有高血钾存在时。

(2)严重水钠潴留引起急性左心衰竭者，应及时给予透析治疗，以帮助患者度过急性期。由于本病具有自愈倾向，肾功能多可逐渐恢复，一般不需要长期维持透析。

临床应注意在治疗本病时，不宜应用糖皮质激素、非甾体抗炎药和山莨菪碱类药物治疗。本病大多预后良好，部分病例可在数月内自愈。老年患者有持续性高血压，大量蛋白尿，或肾功能损害者预后较差，肾组织增生病变重，伴有较多新月体形成者预后较差。

第八节　慢性肾小球肾炎

慢性肾小球肾炎简称慢性肾炎(CGN)，指尿蛋白、血尿、高血压、水肿为基本临床特点的一组肾小球疾病。起病方式各有不同，病理类型及病程不一，临床表现多样化。大部分患者病情隐匿迁延，病变缓慢进展，可有不同程度的肾功能损害，最终将发展为慢性肾衰竭。部分患者病变可呈急性加重和进展。由于本组疾病的病理类型及病期不同，主要临床表现各不相同，疾病表现呈多样化，治疗较困难，预后也相对较差。

一、慢性肾小球肾炎的病因病机与临床表现

(一)病因病机

1.发病原因

慢性肾炎是一组多病因的慢性肾小球病变为主的肾小球疾病，大多数患者

的病因不十分明确。但经临床免疫病理和实验室的资料说明，慢性肾炎的发病原因与免疫机制关系密切，与链球菌感染无明确关系，15%～20%是从急性肾小球肾炎转变而来，大部分慢性肾炎患者无急性肾炎病史，可能是由于各种细菌、病毒、原虫、感染等因素通过免疫机制、炎症介质因子及非免疫机制等引起本病，而并非直接的免疫反应病因。感染因素及其后的刺激导致免疫复合物在肾小球内沉积，提示体液免疫反应是慢性肾小球肾炎损伤的主要原因。单核巨噬细胞在诱发疾病中具有重要作用。

2.病理机制

(1)免疫机制的反应：主要发生在肾小球内，有较多的组织损伤介质被激活，有生长因子及补体产生趋化因子，引起白细胞募集。C_{5b-9}对肾小球细胞的攻击，使纤维素沉积，甚至形成新月体。炎症介质的刺激使肾炎进入慢性期，随着许多氧化物及蛋白酶的产生，发生细胞增殖，表型转化，细胞外基质积聚，引起肾小球硬化和永久性肾功能损害。

(2)非免疫机制的参与：主要参与肾小球肾炎的慢性进展，如有效过滤面积减少，残余肾小球滤过率升高，肾缺血，各种因子细胞释放，以及肾小管中蛋白质成分增高造成的毒性作用，均可加重肾小球硬化和慢性肾间质纤维化。

(3)慢性肾炎的病理特点：是由两侧肾脏弥漫性肾小球病变和多种病理类型引起的，因长期的反复发作，呈慢性肾炎过程，肾小球毛细血管逐渐破坏，纤维组织增生，肾小球纤维化，淋巴细胞浸润，玻璃样变，随之可导致肾小管肾间质继发性病变。后期肾皮质变薄，肾脏体积缩小，形成终末期固缩肾。在肾硬化的肾小球间有时可见肥大的肾小球。病理类型可见几种：系膜增生性肾炎、膜性肾病、系膜毛细血管性肾炎、局灶性节段性肾小球硬化、增生硬化型肾小球肾炎。

(二)临床表现

慢性肾炎可发生于任何年龄和性别，多数起病缓慢隐匿，临床以蛋白尿、血尿、高血压、水肿为基本特征，常有不同程度的肾功能损害。由于各种因素影响，病情时轻时重，反复发作，逐渐地发展为慢性肾衰竭。

发病初、早期，患者可表现乏力、劳倦、腰部隐痛、刺痛，或困重、食欲减退，水肿可有可无，有水肿也不严重，部分患者可无明显的临床症状。尿检验蛋白尿持续存在，通常在非肾病综合征范围，并有不同程度的肾小球源性血尿及管型，多呈镜下血尿，肉眼血尿少见。血压可正常或轻度升高。肾功能正常或轻度损伤，肌酐清除率下降，或轻度氮质血症表现，可持续数年或数十年。肾功能逐渐恶化并出现相应的临床表现，如贫血、血压升高、酸中毒等，最终进展为尿毒症。

有部分慢性肾炎患者，可以高血压为突出或首先发现，特别是舒张压持续性中等以上的程度上升，可有眼底出血、渗血，甚则视盘水肿。如果未有控制使血压持续稳定，肾功能恶化较快。未经治疗，多数患者肾功能呈慢性渐进性损害，预后较差。当患者因感染、过度疲劳、精神压力过大，或使用肾毒性药物等因素，常可使病情呈急性发作或急骤恶化，经及时治疗或驱除病因后病情可有一定程度的缓解，但也可能因此而进入不可逆的肾衰竭。肾功能损害程度和发展快慢主要与病理类型相关，同时也与合理治疗和认真的调护等因素关系密切。

二、慢性肾小球肾炎的分类与辅助检查

(一)分类

慢性肾炎临床表现多样，个体差异较大，中青年发病率高，易误诊。有蛋白尿(一般在 1～3 g/24 h)、血尿、管型尿、水肿及高血压，以及病史 1 年以上者，无论有无肾损害，均应考虑此病。在除外继发性肾小球肾炎及遗传性肾小球肾病后，临床上可诊断为慢性肾炎。根据临床表现分为以下 5 型。

1.普通型

该类型较为常见，病程迁延，病情相对稳定，多表现为轻度至中度水肿，高血压和肾功能损害。尿蛋白定性(＋)～(＋＋＋)，镜下呈肾小球源性血尿和管型尿等。病理改变以 IgA 肾病、非 IgA 系膜增生性肾炎即局灶系膜增生性较常见，也可见于局灶性节段性肾小球硬化早期和膜增生性肾炎等。

2.肾病性大量蛋白尿型

除具有普通型的表现外，部分患者可表现肾病性大量蛋白尿，病理分型以微小病变型肾病、膜增生性肾炎、局灶性肾小球硬化等多见。

3.高血压型

除上述表现外，以持续性中度血压增高为主，特别是舒张压持续增高，常伴有眼底视网膜动脉细窄、迂曲和动静脉交叉压迫现象，少数可有絮状物或出血，病理常以局灶节段性肾小球硬化和弥漫性增生为多见，或晚期多有肾小球硬化表现。

4.混合型

临床上既有肾病型表现，同时又有高血压型表现，多伴有不同程度肾功能减退征象，病理改变可为局灶节段性肾小球硬化和晚期弥漫性增生性肾小球肾炎等。

5.急性发作型

在病情相对稳定或持续进展过程中，由于各种微生物感染，过度疲劳或精神打击等因素，经过较短的潜伏期（一般 2～7 天）后，而出现类似急性肾炎的临床表现，经治疗和休息等调治后，可恢复原先水平，或病情恶化逐渐发展至尿毒症，或者是反复发作多次后，肾功能急剧减退而出现尿毒症一系列临床表现。病理改变为弥漫性增生，肾小球硬化基础上出现新月体和/或明显间质性肾炎。

(二)辅助检查

1.尿液检查

尿异常是慢性肾炎的基本特点和标志，蛋白尿是诊断慢性肾炎的主要依据。尿蛋白一般在 1～3 g/24 h，尿沉渣可见颗粒管型和透明管型，多数可有肾小球源性镜下血尿，少数患者可有间发性肉眼血尿。

2.肾功能检查

多数慢性肾炎患者可有不同程度的肾小球滤过率（GFR）下降，早期表现为肌酐清除率下降，其后血肌酐、尿素氮升高，可伴不同程度的肾小管功能减退，如近端肾小管尿浓缩功能减退和/或近端肾小管重吸收功能下降。

3.影像学检查

B 超检查早期可显示肾实质回声粗乱，晚期可有肾体积缩小等改变。

4.病理检查

肾活检有助于明确诊断，如无特殊禁忌证和有条件的医院，应强调所有慢性肾炎患者进行肾活检，肾活检有助于与继发性肾小球疾病的鉴别诊断。另外，可以明确肾小球病变的组织学类型和病理损害程度及活动性，从而指导合理的治疗，延缓慢性肾损害的进展。

三、慢性肾小球肾炎的鉴别诊断与诊断标准

(一)鉴别诊断

1.继发性肾小球疾病

如狼疮性肾炎、过敏性紫癜性肾炎、乙型肝炎相关性肾损害，以上可依据相应的系统表现及特异性实验室检查进行鉴别。

2.遗传性肾病

Alport 综合征常起病于青少年儿童，多在 10 岁之前起病，患者有眼（圆锥形或球形晶状体）、耳（神经性耳聋）、肾形态异常，并有阳性家族史（多为性连锁显性遗传、常染色体显性遗传及常染色体隐性遗传）。

3.其他原发性肾小球疾病

(1)隐匿性肾小球肾炎：主要表现为无症状性血尿和/或蛋白尿，无水肿、高血压和肾功能减退。

(2)感染后急性肾炎：有前驱感染，以急性发作起病的慢性肾炎需与此病鉴别，二者的潜伏期不同，血清 C_3 的动态变化有助于鉴别。另外，疾病的转归不同，慢性肾炎无自愈倾向，呈慢性进展，可资鉴别。

4.原发性高血压肾损害

先有较长期的高血压，然后出现肾损害，临床上近端肾小管功能损伤较肾小球功能损伤早，尿改变轻微，仅少量蛋白尿，常有高血压的其他靶器官并发症。

(二)诊断标准

(1)起病缓慢，病情迁延，临床表现可轻可重，或时轻时重，随着病情发展，可有肾功能减退、贫血、电解质紊乱等情况出现。

(2)可有水肿、高血压、蛋白尿、血尿及管型尿等表现中的一种或数种，临床表现多种多样，有时伴有肾病综合征或重度高血压。

(3)病程中可有急性发作，常因呼吸道及其他感染诱发，发作时有时类似急性肾炎的表现，有些病例可自动缓解，有些病例则出现病情加重。

四、慢性肾小球肾炎的治疗

慢性肾小球肾炎早期应该针对病理类型给予治疗，抑制免疫介导炎症，抑制细胞增生，减轻肾脏硬化；并应以防止或延缓肾功能进行性损害及恶化；以改善临床症状及防治并发症为主要目的。强调综合整体调治，可采取下列综合措施。

(一)一般治疗

1.动静结合，以静和休息为主

避免劳累及精神压力过大。因上列因素可加重肾功能负荷，加重高血压、水肿和尿检异常，故动静结合在治疗恢复过程中非常重要。

2.饮食调节

(1)蛋白质的摄入：慢性肾炎患者应根据肾功能减退程度决定蛋白质的入量。轻度肾功能减退者，蛋白食入量应为 0.6 g/(kg・d)，以优质蛋白为主，适当辅以 α-酮酸或必需氨基酸，可适当增加碳水化合物的摄入，以满足机体能量需要，防止负氮平衡。如患者肾功能正常，可适当放宽蛋白入量，一般不易超过 1.0 g/(kg・d)，以免加重肾小球高滤过等所致的肾小球硬化。慢性肾炎、肾功能损害患者，如长期限制蛋白质入量，势必导致必需氨基酸的缺乏。因此，补充

α-酮酸是必要的。α-酮酸含有多种必需氨基酸，摄入后经过转氨基作用形成相应的氨基酸，可使机体既获取必需氨基酸，减少了不必要的氨基，还提供了一定量的钙。对肾性高磷酸盐血症和继发性甲状旁腺功能亢进起到良好的作用。

(2)盐的摄入：有高血压和水肿的慢性肾炎，盐的摄入一般控制在 3 g/d 以下。

(3)脂肪的摄入：高脂血症是促进肾脏病变加重的独立的危险因素，尤其是慢性肾炎大量蛋白尿的患者脂质代谢紊乱而出现的高脂血症。应限制脂肪摄入，限制含有大量饱和酸和脂肪酸的动物脂肪更为重要。

(二)药物治疗

1.积极控制高血压

高血压是加速肾小球硬化，促进肾功能恶化的重要危险因素，为此积极控制高血压是十分重要的环节。控制高血压可防止肾功能减退，或使已经受损的肾功能有所改善，并可防止心血管的并发症，改善近期预后，具体治疗原则如下。

(1)力争达到目标值，如尿蛋白<1 g/d 的患者，血压控制在 17.3/10.7 kPa (130/80 mmHg)左右；如尿蛋白≥1.0 g/d的患者，血压应控制在 16.7 kPa/10.0 kPa (125/75 mmHg)以下水平。

(2)降压速度不能过低、过快，应使血压平稳下降。

(3)先以一种药物小剂量开始，必要时联合用药，直至血压控制满意。

(4)优选具有肾保护作用、能减缓肾功能恶化的降压药物。

(5)降压药物的选择：首选血管紧张素转换酶抑制剂(ACEI)、血管紧张素Ⅱ受体阻滞剂(ARB)；其次选择长效钙通道阻滞剂(CCB)、β 受体阻滞剂、血管扩张剂、利尿剂等。由于 ACEI 与 ARB 除具有降压作用外，还能减少尿蛋白和延缓肾功能恶化，保护肾的功能效应，应优先选用。

在肾功能不全患者应用 ACEI 或 ARB 时，应注意防止高血钾和血肌酐升高发生。但血肌酐>264 μmol/L时，务必在严密检测下谨慎应用，尤其注意监测肾功能和血钾。

2.严密控制蛋白尿

蛋白尿是慢性肾损害进程中独立危险因素，是肾功能渐进性恶化不利条件，控制蛋白尿可延缓疾病的进展。尿蛋白导致肾损害的机制有以下几点。

(1)导致肾小管上皮细胞重吸收蛋白过多而致细胞溶酶体破裂，释放溶酶体酶和补体引起组织损伤。

(2)肾小管上皮细胞摄取过多的清蛋白和脂肪酸，导致脂质合成和释放，引起细胞浸润，并释放组织因子造成组织损伤。

(3)肾小管本身产生的 Tamm-Horsfall 蛋白与滤液中蛋白相互作用阻塞肾小管。

(4)尿中补体成分增加,特别是 C_{5b-9} 膜攻击复合物激活近曲小管上皮的补体替代途径。

(5)肾小管蛋白质产氨增多,以及活化的氨基化 C_3 的相应产生。

(6)尿中转铁蛋白释放铁离子,产生游离氢氧根离子损伤肾小管。

以上因素导致肾小管分泌内皮素引起间质缺氧,产生致纤维因子。

控制蛋白尿药物的选择:ACEI 与 ARB 具有降低尿蛋白的作用,这种减少尿蛋白的作用并不依赖其降压的作用。因此,对于非肾病综合征范围内的蛋白尿可使用 ACEI 和/或ARB 控制蛋白尿治疗。因用这类药物减少蛋白尿与剂量相关,所以其用药剂量,常需要高于降压所需剂量,但应预防低血压的发生。如选用依那普利 20～30 mg/d 和/或氯沙坦 100～150 mg/d,才可发挥较好的降低蛋白尿和肾脏保护作用。

3.糖皮质激素和细胞毒类药物的应用

由于慢性肾炎是因多种因素引起的综合征表现,其病因、病理类型、病情变化和临床表现、肾功能损害程度等差异很大,故是否应用皮质激素、细胞毒类药物,应根据临床表现和病理类型的不同,综合分析,再确立是否应用。

(1)有大量蛋白尿伴或不伴肾功能轻度损害者,可考虑应用糖皮质激素,一般应用泼尼松1 mg/(kg · d),治疗过程中严密观察血压和肾功能,一旦有肾功能损害应酌情撤减。

(2)肾功能进行性减退者,不宜继续使用常规的口服糖皮质激素治疗。

(3)根据病理检查结果应用:如果病理检查结果以活动性病变为主,伴有细胞增生、炎症细胞浸润、大量蛋白尿等,则应用激素及细胞毒类积极治疗。如泼尼松 1 mg/(kg · d),环磷酰胺2 mg/(kg · d)。若病理检查结果为慢性病变为主(肾小管萎缩、间质纤维化),则不考虑皮质激素等免疫抑制剂治疗。如果病理检查结果表现为活动性病变和慢性病变并存,肾功能已有轻度损害(肌酐＜256 μmol/L),伴有大量蛋白尿,这类患者也可考虑皮质激素与细胞毒类药物的治疗(剂量同上),并可加用雷公藤总苷 60 mg/d,分 3 次服用。需密切观察肾功能的变化。

4.抗凝和血小板解聚药物治疗

抗凝药和血小板解聚药有一定的稳定肾功能、减轻肾脏病理损伤、延缓肾病进展的作用。即使无高凝状态和各种病理类型表现者,也可常规较长时间的配合激素及细胞毒类,或单独应用此类药物。常用药物如下。

(1)低分子肝素:该药的抗凝活性在于与抗凝血酶Ⅲ的结合后肝素链上的五聚糖抑制剂凝血酶和凝血因子Ⅹa,结果抗栓效果优于抗凝作用,生物利用度高,出血倾向少,半衰期比普通肝素长 2～4 倍,常用剂量为 5 000 U/d,腹壁皮下注射或静脉滴注,一般 7～10 天为 1 个疗程。根据临床表现和检验凝血系列,无出血倾向者,可连续应用 2～3 个疗程。

(2)双嘧达莫:此为血小板解聚药,用量为 200～300 mg/d,分 3 次口服,每月为 1 个疗程,可连续服用3～6 个月。

(3)阿司匹林:50～150 mg/d,每天 1 次,无出血倾向者可连续服用 6 个月以上。

(4)盐酸噻氯匹定(抵克立得)250～500 mg/d;西洛他唑 50～200 mg/d。

(5)华法林:4～20 mg/d,分 2 次服用,根据凝血酶原时间以 1 mg 为阶梯调整剂量。药物使用期间应定期检验凝血酶原时间(至少 3～4 周 1 次),防止出血,应严密观察。

以上的抗凝、溶栓、解聚血小板、扩张血管的中药和西药制剂,在应用时可选择 1～4 种,应注意有出血倾向者,或有过敏等不良反应者忌用或慎用,并要随时观察凝血酶时间。

5.降脂药物治疗

肾病并发脂质代谢紊乱,可加重肾功能的损害,并引起细胞凋亡,导致组织损伤。因此,当肾病并发脂质异常时,特别是低密度脂蛋白异常,应引起重视进而调节。他汀类药物不仅可以降血脂,更重要的是可以与肾脏纤维化有关分子的活性可逆性抑制系膜细胞、平滑肌细胞和小管上皮细胞对胰岛素样生长因子(PDGF)的增生反应;抑制单核细胞化学趋化蛋白和黏附因子的产生,减轻肾组织的损伤和纤维化。

6.避免加重肾损害的因素

在慢性肾炎的治疗恢复过程中,应积极预防感染、低血容量、腹水、水和电解质及酸碱平衡紊乱。避免过度劳累、妊娠和应用肾毒性药物,解除心理压力,如有血尿酸升高应积极治疗等。

第九节 风　疹

风疹是指风疹病毒生后感染所致的小儿常见的急性出疹性传染病。表现为发热、斑丘疹及耳后、枕后和颈部淋巴结肿大。本病病情轻，预后好。孕早期感染风疹病毒，可导致胎儿产生先天性风疹综合征的严重后果。

一、病原学

(一)血清特异性 IgM 和 IgG 抗体

特异性 IgM 增高或双份血清 IgG 抗体滴度≥4 倍升高有诊断意义。先天性风疹患儿出生时特异性 IgM 即为阳性，并在生后 6 个月持续存在。胎血(孕 20 周后)检出特异性 IgM 可证实胎儿感染。

(二)病毒分离

取羊水或胎盘绒毛分离病毒是诊断胎儿风疹病毒感染最可靠的方法之一。

(三)风疹病毒抗原

可采用免疫印迹法检测胎盘绒毛中风疹病毒抗原。

(四)风疹病毒基因

PCR 法或核酸杂交检测羊水或绒毛中的病毒基因。

二、流行病学

风疹病毒属披膜病毒科，人类是其唯一的宿主。风疹的传染源主要是急性期患者、亚临床型带病毒者和先天性风疹综合征的患者。急性期患者的传染性一直维持到出疹后 5 天，先天性风疹综合征患儿的传染性可长达数月。本病传染性强，易感者接触后 30%可发病，病后获终身免疫。以冬春季多见。

三、发病机制

患者感染风疹后，风疹病毒首先在上呼吸道黏膜及颈淋巴结生长增殖，然后进入血液循环引起病毒血症，病毒直接损害血管内皮细胞发生皮疹或播散至全身淋巴组织引起淋巴结肿大。目前多认为皮疹是由于风疹病毒引起的抗原抗体复合物造成真皮上层的毛细血管炎所致。先天性风疹的发病机制还不太清楚，已知孕妇感染风疹后，风疹病毒可于病毒血症阶段随血流感染胎盘最后感染胎儿。

四、临床表现

(一)获得性风疹

潜伏期一般为 2～3 周。

1.前驱期

较短，一般 1～2 天。可表现为低热、咳嗽、喷嚏、流涕及咽痛等上呼吸道感染的症状。

2.出疹期

为红色小斑丘疹，皮疹迅速由面、颈、躯干部波及四肢，但手掌和足底大多数无皮疹，疹间皮肤正常。同时有耳后、颈后及枕后淋巴结肿大。

3.恢复期

皮疹 1～5 天后消退，无脱屑或细小脱屑，上呼吸道感染症状也好转。

(二)先天性风疹综合征

风疹病毒先天感染可有以下 4 种结局和表现。

1.宫内异常

包括死胎、流产、宫内发育迟缓和畸形。

2.出生缺陷

低出生体重、先天性心脏病、白内障和视网膜病、小头畸形、听力障碍、肝脾大、血小板减少性紫癜及骨发育不良等。

3.迟发性疾病

白内障、青光眼、听力丧失、内分泌病(如糖尿病、甲状腺功能障碍及生长激素缺乏)和进行性全脑炎等。

4.不显性感染

出生时和生后保持正常。

(三)并发症

很少见，偶有扁桃体炎、中耳炎、支气管炎、肾炎、关节炎、病毒性脑炎及血小板减少性紫癜等。

五、辅助检查

(一)实验室检查

1.外周血象

白细胞总数减少，淋巴细胞增多，并出现异形淋巴细胞及浆细胞。

2.病毒分离

风疹患者取鼻咽分泌物，先天性风疹患者取尿、脑脊液、血液、骨髓等培养于 RK-13、非洲绿猴肾异倍体细胞系或正常兔角膜异倍体细胞系等传代细胞，可分离出风疹病毒，再用免疫荧光法鉴定。

3.血清抗体测定

如红细胞凝集抑制试验、中和试验、补体结合试验和免疫荧光测定，双份血清抗体效价增高4倍以上为阳性。血凝抑制试验最适用，具有快速、简便、可靠的优点。此抗体在出疹时即出现，1～2周迅速上升，4～12个月后降至开始时的水平，并可维持终生，用以检测风疹特异性抗体IgM和IgG。局部分泌型IgA抗体于鼻咽分泌物可查得，有助诊断。也有用斑点杂交法检测风疹病毒RNA。风疹视网膜炎往往为诊断先天性风疹的重要体征。视网膜上常出现棕褐或黑褐色的大小不一的，点状或斑纹状色素斑点，重症患者除斑点粗大外并伴有黄色晶状体。视网膜血管常较正常窄细。

（二）影像检查

并发心肌炎的患者心电图及心酶谱均有改变。

六、鉴别诊断

风疹患者的皮疹形态介于麻疹与猩红热之间，因此应着重对此3种常见的发热出疹性疾病进行鉴别。此外，风疹尚需与幼儿急疹、药疹、传染性单核细胞增多症、肠道病毒感染，如柯萨奇病毒A组中2、4、9、16型及B组中1、3、5型，埃可病毒4、9、16型感染相鉴别。先天性风疹综合征还需与宫内感染的弓形chon虫病、巨细胞病毒感染、单纯疱疹病毒相鉴别，此三种胎内感染与先天性风疹有相类似的症状。

七、治疗

（一）一般对症疗法

风疹患者一般症状轻微，不需要特殊治疗，主要为对症治疗。症状较显著者，应卧床休息，流质或半流质饮食。对高热、头痛、咳嗽、结膜炎者可予对症处理。

（二）并发症治疗

高热、嗜睡、昏迷、惊厥者，应按流行性乙型脑炎的原则治疗。出血倾向严重者，可用肾上腺皮质激素治疗，必要时输新鲜全血。

（三）先天性风疹

无症状感染者无须特别处理，但应随访观察，以期及时发现迟发性缺陷。有严重症状者应相应处理：有明显出血者可考虑静脉免疫球蛋白，必要时输血；肺炎、呼吸窘迫、黄疸、心脏瓣膜畸形、视网膜病等处理原则同其他新生儿;充血性心力衰竭和青光眼者需积极处理,白内障治疗最好延至1岁以后;早期和定期进行听觉脑干诱发电位检查,以早期诊断耳聋而及时干预。

八、预防

(一)一般预防

注意对传染源的隔离。预防重点是妊娠期女性,尤其是孕早期,应尽量避免接触风疹患者。

(二)主动免疫

对儿童和易感育龄女性可接种减毒活疫苗。目前我国儿童计划免疫常用的为风疹-麻疹二联疫苗及风疹-麻疹-腮腺炎三联疫苗。

(三)被动免疫

高危人群,尤其是处于妊娠早期的易感孕妇,若有明确接触史,推荐在暴露后3天内使用免疫球蛋白,剂量0.55 mL/kg,肌内注射。

第十节 麻　　疹

麻疹是由麻疹病毒所致的急性呼吸道传染病,传染性强烈,儿童间易见流行。一般认为患者为唯一传染源。病毒由鼻、咽和眼分泌物排出,出疹前后5天均有传染性,一般无恢复期带毒者,病后免疫力持久,两次发病者罕见。全年均可发病,以冬末春初为多。

一、诊断

(一)流行病学

询问预防接种史及病前2周内有无麻疹患者接触史。

(二)临床特点

1.炎症期

急骤发热,伴头痛、畏光、流泪、眼分泌物增多、鼻塞、流涕、喷嚏等卡他症状,并有咽部不适及咳嗽渐加重。发热38～39 ℃,第2～3病日时,下磨牙对侧的颊黏膜上可见针尖大小、细盐粒样的白色黏膜斑，为出疹前的表现。

2.出疹期

第4病日（约于起病72小时后），出现特殊皮肤充血性斑丘疹（少数见于第2～7天），自上而下，始于耳后及发际，一昼夜间延及整个脸部、颈部及上胸；次日波及躯干及四肢近端；3～4天出齐、出透，手掌、脚心均可见皮疹，压之褪色，常呈不规则形，融合成片，疹间皮肤正常。

3.恢复期

发热持续约6天，皮疹出齐后中毒症状减轻，热渐退。皮疹按出疹顺序消退，可有细小脱屑及棕色色素沉着，约经2周后全消。

4.特殊类型的麻疹

轻型、重型、疱疹性麻疹、异型麻疹等，诊断较困难，须重视。

5.并发症

有肺炎、心血管功能不全、喉炎、肠炎、脑炎、脑脊髓炎及亚急性硬化性全脑炎等。

（三）实验室检查

1.外周血常规

前驱期白细胞总数正常或稍增多，出疹期可减少，分类以淋巴细胞占多数。

2.多核巨细胞检查

眼、鼻、咽分泌物涂片瑞氏法染色可查见。

3.病毒分离

取早期患者含漱液、鼻涕、眼分泌物、尿等可分离出病毒，但检出率较低。

4.血清学检查

补体结合试验和血凝抑制试验双份血清效价呈4倍或以上增高者可确诊。

5.荧光抗体染色检查

鼻、眼、咽分泌物及尿沉淀涂片检查到脱落细胞中有麻疹病毒抗原，有早期诊断价值。

（四）鉴别诊断

应与风疹、幼儿急疹、猩红热等出疹性传染病及传染性单核细胞增多症、药物疹、血清病、肠道病毒感染等引起的皮疹相鉴别。

二、治疗

（一）一般治疗及护理

（1）严密隔离至出疹后5天，有肺炎等并发症者需延长隔离5天。

(2)卧床休息,保持室温以18～22 ℃为佳,空气要流通新鲜,注意口、鼻、眼及皮肤的保洁,补充足够的水分和营养,瘙痒者可用炉甘石洗剂及止痒扑粉。

(二)对症治疗

(1)高热者不可滥用物理降温及强烈的退热剂,以免妨碍出疹。必要时可用温水擦浴或灌肠,给予少量苯巴比妥及柴胡注射液镇静退热,静脉补液,必要时可口服泼尼松数剂。

(2)重症患者有出血倾向疑有DIC者应及早用肝素抗凝疗法至病情稳定。

(三)抗病毒治疗

尚无定论。据报道用利巴韦林治疗有利于缩短麻疹的热程及褪疹时间。

(四)并发症治疗

1.麻疹肺炎

吸氧、止咳化痰、适当营养和补液,有继发性细菌感染时宜联合应用抗菌药物,如青霉素、氨苄西林,亦可用大环内酯类,如红霉素,疗程1～2周。如考虑金葡菌感染,也可选用苯唑西林,头孢噻吩等药物。

2.心力衰竭

按心力衰竭处理。

3.麻疹喉炎

给氧、吸痰、雾化吸入等治疗,必要时考虑气管切开。

4.麻疹肠炎

按一般肠炎处理,注意水、电解质、酸碱失衡。

5.麻疹脑炎

脑脊髓炎,参照乙脑处理。

三、预防

严密隔离患者。接种麻疹减毒活疫苗是最有效的预防措施,对象为8个月以上的易感者,12天以后产生抗体,免疫力可维持4～10年以上。易感者接触麻疹患者后,在4天内注射丙种球蛋白0.2 mL/kg,可防止发病或减轻病情。

第四章

内科常见疾病护理

第一节　急性呼吸道感染

急性呼吸道感染通常包括急性上呼吸道感染和急性气管-支气管炎。急性上呼吸道感染是鼻腔、咽或喉部急性炎症的总称。常见病原体为病毒，仅有少数由细菌引起。本病全年皆可发病，但冬春季节多发，具有一定的传染性，有时引起严重的并发症，应积极防治。急性气管-支气管炎是指感染、物理、化学、过敏等因素引起的气管-支气管黏膜的急性炎症。可由急性上呼吸道感染蔓延而来。多见于寒冷季节或气候多变时，或气候突变时多发。

一、护理评估

(一)病因及发病机制

1.急性上呼吸道感染

急性上呼吸道感染有70%～80%由病毒引起。其中主要包括流感病毒、副流感病毒、呼吸道合胞病毒、腺病毒、鼻病毒等。由于感染病毒类型较多，又无交叉免疫，人体产生的免疫力较弱且短暂，同时在健康人群中有病毒携带者，故一个人可有多次发病。细菌感染占20%～30%，可直接或继病毒感染之后发生，以溶血性链球菌最为多见，其次为流感嗜血杆菌、肺炎球菌和葡萄球菌等。偶见革兰阴性杆菌。当全身或呼吸道局部防御功能降低时，尤其是年老体弱或有慢性呼吸道疾病者更易患病，原先存在于上呼吸道或外界侵入的病毒和细菌迅速繁殖，引起本病。通过含有病毒的飞沫或被污染的用具传播，引起发病。

2.急性气管-支气管炎

(1)感染：由病毒、细菌直接感染，或急性上呼吸道病毒(如腺病毒、流感病毒)、细菌(如流感嗜血杆菌、肺炎链球菌)感染迁延而来,也可在病毒感染后继发细菌感染。亦可为衣原体和支原体感染。

(2)物理、化学性因素:过冷空气、粉尘、刺激性气体或烟雾的吸入使气管-支气管黏膜受到急性刺激和损伤,引起本病。

(3)变态反应:花粉、有机粉尘、真菌孢子等的吸入及对细菌蛋白质过敏等,均可引起气管-支气管的变态反应。寄生虫(如钩虫、蛔虫的幼虫)移行至肺,也可致病。

(二)健康史

有无受凉、淋雨、过度疲劳等使机体抵抗力降低等情况,应注意询问本次起病情况,既往健康情况,有无呼吸道慢性疾病史等。

(三)身体状况

1.急性上呼吸道感染

急性上呼吸道感染主要症状和体征个体差异大,根据病因不同可有不同类型,各型症状、体征之间无明显界定,也可互相转化。

(1)普通感冒:又称急性鼻炎或上呼吸道卡他,以鼻咽部卡他症状为主要表现,俗称“伤风”。成人多为鼻病毒所致,起病较急,初期有咽干、咽痒或咽痛,同时或数小时后有打喷嚏、鼻塞、流清水样鼻涕,2～3 天后分泌物变稠,伴咽鼓管炎可引起听力减退,伴流泪、味觉迟钝、声嘶、少量咳嗽、低热不适、轻度畏寒和头痛。检查可见鼻腔黏膜充血、水肿、有分泌物,咽部轻度充血。如无并发症,一般经 5～7 天痊愈。

(2)流行性感冒(简称流感)则由流感病毒引起,起病急,鼻咽部症状较轻,但全身症状较重,伴高热、全身酸痛和眼结膜炎症状。而且常有较大或大范围的流行。

流行性感冒应及早应用抗流感病毒药物:起病 1～2 天内应用抗流感病毒药物治疗,才能取得最佳疗效。目前抗流感病毒药物包括离子通道 M_2 阻滞剂和神经氨酸酶抑制剂两类。离子通道 M_2 阻滞剂:包括金刚烷胺和金刚乙胺,主要对甲型流感病毒有效。金刚烷胺类药物是治疗甲型流感的首选药物,有效率达 70%～90%。金刚烷胺的不良反应有神经质、焦虑、注意力不集中和轻微头痛等中枢神经系统不良反应,一般在用药后几小时出现,金刚乙胺的毒性作用较小。胃肠道反应主要为恶心和呕吐,停药后可迅速消失。肾功能不全的患者需要调整金刚烷胺的剂量,对于老年人或肾功能不全者需要密切监测不良反应。神经氨酸酶抑制剂:奥司他韦(商品名达菲),作用机制是通过干扰病毒神经氨酸酶保守的唾液酸结合位点,从而抑制病毒的复制,对A(包括H5N1)和B不同亚型流感病毒均有效。奥司他韦成人每次口服75 mg,每天2次,连服5天,但须在症状出现2天内开始用药。奥司他韦不良反应少,一般为恶心、呕吐等消化道症状,也有腹痛、头痛、头晕、失眠、咳嗽、乏力等不良反应的报道。

(3)病毒性咽炎和喉炎:临床特征为咽部发痒、不适和灼热感、声嘶、讲话困难、咳嗽、咳嗽时咽喉疼痛,无痰或痰呈黏液性,有发热和乏力,伴有咽下疼痛时,常提示有链球菌感染,体检发现咽部明显充血和水肿、局部淋巴结肿大且触痛,提示流感病毒和腺病毒感染,腺病毒咽炎可伴有眼结膜炎。

(4)疱疹性咽峡炎:主要由柯萨奇病毒A引起,夏季好发。有明显咽痛、常伴有发热,病程约一周。体检可见咽充血,软腭、腭垂、咽和扁桃体表面有灰白色疱疹及浅表溃疡,周围有红晕。多见儿童,偶见于成人。

(5)咽结膜热:常为柯萨奇病毒、腺病毒等引起。夏季好发,游泳传播为主,儿童多见。表现为发热、咽痛、畏光、流泪、咽及结膜明显充血。病程4~6天。

(6)细菌性咽-扁桃体炎多由溶血性链球菌感染所致,其次为流感嗜血杆菌、肺炎球菌、葡萄球菌等引起。起病急,咽痛明显、伴畏寒、发热,体温超过39 ℃。检查可见咽部明显充血,扁桃体充血肿大,其表面有黄色点状渗出物,颌下淋巴结肿大伴压痛,肺部无异常体征。

本病如不及时治疗可并发急性鼻窦炎、中耳炎、急性气管-支气管炎。部分患者可继发病毒性心肌炎、肾炎、风湿热等。

2.急性气管-支气管炎

急性气管-支气管炎起病较急,常先有急性上呼吸道感染的症状,继之出现干咳或少量黏液性痰,随后可转为黏液脓性或脓性痰液,痰量增多,咳嗽加剧,偶可痰中带血。全身症状一般较轻,可有发热,38 ℃左右,多于3~5天后消退。咳嗽、咳痰为最常见的症状,常为阵发性咳嗽,咳嗽、咳痰可延续2~3周才消失,如迁延不愈,则可演变为慢性支气管炎。呼吸音常正常或增粗,两肺可听到散在干、湿啰音。

(四)实验室及其他检查

1.血常规

病毒感染者白细胞正常或偏低,淋巴细胞比例升高;细菌感染者白细胞计数和中性粒细胞增高,可有核左移现象。

2.病原学检查

可做病毒分离和病毒抗原的血清学检查,确定病毒类型,以区别病毒和细菌感染。细菌培养及药物敏感试验,可判断细菌类型,并可指导临床用药。

3.X 线检查

胸部 X 线片多无异常改变。

二、主要护理诊断及医护合作性问题

(一)舒适的改变

鼻塞、流涕、咽痛、头痛与病毒和/或细菌感染有关。

(二)潜在并发症

鼻窦炎、中耳炎、心肌炎、肾炎、风湿性关节炎。

三、护理目标

患者躯体不适缓解,日常生活不受影响;体温恢复正常;呼吸道通畅;睡眠改善;无并发症发生或并发症被及时控制。

四、护理措施

(一)一般护理

注意隔离患者,减少探视,避免交叉感染。患者咳嗽或打喷嚏时应避免对着他人。患者使用的餐具、痰盂等用具应按规定消毒,或用一次性器具,回收后焚烧弃去。多饮水,补充足够的热量,给予清淡易消化、高热量、丰富维生素、富含营养的食物。避免刺激性食物,戒烟、酒。患者以休息为主,特别是在发热期间。部分患者往往因剧烈咳嗽而影响正常的睡眠,可给患者提供容易入睡的休息环境,保持病室适宜温度、湿度和空气流通。保证周围环境安静,关闭门窗。指导患者运用促进睡眠的方式,如睡前泡脚、听音乐等。必要时可遵医嘱给予镇咳、祛痰或镇静药物。

(二)病情观察

关注疾病流行情况、鼻咽部发生的症状、体征及血常规和胸部 X 线改变。注意并发症,如耳痛、耳鸣、听力减退、外耳道流脓等提示中耳炎;如头痛剧烈、发热、伴脓涕、鼻窦有压痛等提示鼻窦炎;如在恢复期出现胸闷、心悸、眼睑水肿、腰酸和关节痛等提示心肌炎、肾炎或风湿性关节炎,应及时就诊。

(三)对症护理

1.高热护理

体温超过 37.5 ℃,应每 4 小时测体温 1 次,观察体温过高的早期症状和体征，体温突然升高或骤降时，应随时测量和记录，并及时报告医师。体温>39 ℃时，要采取物理降温。降温效果不好可遵照医嘱选用适当的解热剂进行降温。患者出汗后应及时处理，保持皮肤的清洁和干燥，并注意保暖。鼓励多饮水。

2.保持呼吸道通畅

清除气管、支气管内分泌物，减少痰液在气管、支气管内的聚积。指导患者采取舒适的体位进行有效咳嗽。观察咳痰情况，如痰液较多且黏稠，可嘱患者多饮水，或遵照医嘱给予雾化吸入治疗，以湿润气道、利于痰液排出。

(四)用药护理

1.对症治疗

选用抗感冒复合剂或中成药减轻发热、头痛，减少鼻、咽充血和分泌物，如对乙酰氨基酚(扑热息痛)、银翘解毒片等。干咳者可选用右美沙芬、喷托维林(咳必清)等；咳嗽有痰可选用复方氯化铵合剂、溴己新(必嗽平)，或雾化祛痰。咽痛者可含服喉片或草珊瑚片等。气喘者可用平喘药，如特布他林、氨茶碱等。

2.抗病毒药物

早期应用抗病毒药有一定疗效，可选用利巴韦林、奥司他韦、金刚烷胺、吗啉胍和抗病毒中成药等。

3.抗菌药物

如有细菌感染，最好根据药物敏感试验选择有效抗菌药物治疗，常可选用大环内酯类、青霉素类、氟喹诺酮类及头孢菌素类。

根据医嘱选用药物，告知患者药物的作用、可能发生的不良反应和服药的注意事项，如按时服药；应用抗生素者，注意观察有无迟发变态反应发生；对于应用解热镇痛药者注意避免大量出汗引起虚脱等。发现异常及时就诊等。

(五)心理护理

急性呼吸道感染预后良好，多数患者于一周内康复，仅少数患者可因咳嗽迁延不愈而发展为慢性支气管炎，患者一般无明显心理负担。但如果咳嗽较剧烈，加之伴有发热，可能会影响患者的休息、睡眠，进而影响工作和学习，个别患者产生急于缓解咳嗽等症状的焦虑情绪。护理人员应与患者进行耐心、细致的沟通，通过对病情的客观评价，解除患者的心理顾虑，建立治疗疾病的信心。

(六)健康指导

1.疾病知识指导

帮助患者和家属掌握急性呼吸道感染的诱发因素及本病的相关知识，避免受凉、过度疲劳，注意保暖；外出时可戴口罩，避免寒冷空气对气管、支气管的刺激。积极预防和治疗上呼吸道感染，症状改变或加重时应及时就诊。

2.生活指导

平时应加强耐寒锻炼，增强体质，提高机体免疫力。有规律生活，避免过度劳累。室内空气保持新鲜、阳光充足。少去人群密集的公共场所。戒烟、酒。

五、护理评价

患者舒适度改善，睡眠质量提高，未发生并发症或发生后被及时控制。

第二节　慢性支气管炎

慢性支气管炎是由于感染或非感染因素引起气管、支气管黏膜及其周围组织的慢性非特异性炎症。临床以咳嗽、咳痰或伴有喘息反复发作为特征，每年持续 3 个月以上，且连续 2 年以上。

一、病因和发病机制

慢性支气管炎的病因极为复杂，迄今尚有许多因素还不够明确，往往是多种因素长期相互作用的综合结果。

(一)感染

病毒、支原体和细菌感染是本病急性发作的主要原因。病毒感染以流感病毒、鼻病毒、腺病毒和呼吸道合胞病毒常见；细菌感染以肺炎链球菌、流感嗜血杆菌、卡他莫拉菌和葡萄球菌常见。

(二)大气污染

化学气体如氯气、二氧化氮、二氧化硫等刺激性烟雾，空气中的粉尘等均可刺激支气管黏膜，使呼吸道清除功能受损，为细菌入侵创造条件。

(三)吸烟

吸烟为本病发病的主要因素。吸烟时间的长短与吸烟量决定发病率的高低，吸烟者的患病率较不吸烟者高 2～8 倍。

(四)过敏因素

喘息型支气管患者，多有过敏史。患者痰中嗜酸性粒细胞和组胺的含量及血中 IgE 明显高于正常。此类患者实际上应属慢性支气管炎合并哮喘。

(五)其他因素

气候变化,特别是寒冷空气对慢支的病情加重有密切关系。自主神经功能失调,副交感神经功能亢进,老年人肾上腺皮质功能减退,慢性支气管炎的发病率增加。维生素 C 缺乏、维生素 A 缺乏,易患慢性支气管炎。

二、临床表现

(一)症状

患者常在寒冷季节发病,出现咳嗽、咳痰,尤以晨起显著,白天多于夜间。病毒感染痰液为白色黏液泡沫状,继发细菌感染,痰液转为黄色或黄绿色黏液脓性,偶可带血。慢性支气管炎反复发作后,支气管黏膜的迷走神经感受器反应性增高,副交感神经功能亢进,可出现过敏现象而发生喘息。

(二)体征

早期多无体征。急性发作期可有肺底部闻及干、湿啰音。喘息型支气管炎在咳嗽或深吸气后可闻及哮鸣音,发作时,有广泛哮鸣音。

(三)并发症

(1)阻塞性肺气肿:为慢性支气管炎最常见的并发症。

(2)支气管肺炎:慢性支气管炎蔓延至支气管周围肺组织中,患者表现寒战、发热、咳嗽加剧、痰量增多且呈脓性;白细胞总数及中性粒细胞增多;胸部 X 线片显示双下肺野有斑点状或小片阴影。

(3)支气管扩张。

三、诊断

(一)辅助检查

1.血常规

白细胞总数及中性粒细胞数可升高。

2.胸部 X 线检查

单纯型慢性支气管炎,X 线检查阴性或仅见双下肺纹理增多、增粗、模糊、呈条索状或网状。继发感染时为支气管周围炎症改变,表现为不规则斑点状阴影,重叠于肺纹理之上。

3.肺功能检查

早期病变多在小气道,常规肺功能检查多无异常。

(二)诊断要点

凡咳嗽、咳痰或伴有喘息,每年发作持续3个月,连续2年或2年以上者,并排除其他心、肺疾病(如肺结核、肺尘埃沉着病、支气管哮喘、支气管扩张、肺癌、肺脓肿、心脏病、心功能不全等)、慢性鼻咽疾病后,即可诊断。如每年发病不足3个月,但有明确的客观检查依据(如胸部X线检查、肺功能等)亦可诊断。

(三)鉴别诊断

1.支气管扩张

多于儿童或青年期发病,常继发于麻疹、肺炎或百日咳后,并有咳嗽、咳痰反复发作的病史,合并感染时痰量增多,并呈脓性或伴有发热,病程中常反复咯血。在肺下部周围可闻及不易消散的湿啰音。晚期重症患者可出现杵状指(趾)。胸部X线片上可见双肺下野纹理粗乱或呈卷发状。薄层高分辨CT(HRCT)检查有助于确诊。

2.肺结核

活动性肺结核患者多有午后低热、消瘦、乏力、盗汗等中毒症状。咳嗽痰量不多,常有咯血。老年肺结核的中毒症状多不明显,常被慢性支气管炎的症状所掩盖而误诊。胸部X线片上可发现结核病灶,部分患者痰结核菌检查可获阳性。

3.支气管哮喘

支气管哮喘常为特质性患者或有过敏性疾病家族史,多于幼年发病。一般无慢性咳嗽、咳痰史。哮喘多突然发作,且有季节性,血和痰中嗜酸性粒细胞常增多,治疗后可迅速缓解。发作时双肺布满哮鸣音,呼气延长,缓解后可消失,且无症状,但气道反应性仍增高。慢性支气管炎合并哮喘的患者,病史中咳嗽、咳痰多发生在喘息之前,迁延不愈较长时间后伴有喘息,且咳嗽、咳痰的症状多较喘息更为突出,平喘药物疗效不如哮喘等可资鉴别。

4.肺癌

肺癌多发生于40岁以上的男性,并有多年吸烟史的患者,刺激性咳嗽常伴痰中带血和胸痛。胸部X线检查肺部常有块影或反复发作的阻塞性肺炎。痰脱落细胞及支气管镜等检查,可明确诊断。

5.慢性肺间质纤维化

慢性咳嗽,咳少量黏液性非脓性痰,进行性呼吸困难,双肺底可闻及爆裂音

(Velcro 啰音),严重者发绀并有杵状指。胸部 X 线检查见中下肺野及肺周边部纹理增多紊乱呈网状结构,其间见弥漫性细小斑点阴影。肺功能检查呈限制性通气功能障碍,弥散功能降低,PaO_2 下降。肺活检是确诊的手段。

四、治疗

(一)急性发作期及慢性迁延期的治疗

以控制感染、祛痰、镇咳为主,同时解痉平喘。

1.抗感染药物

及时、有效、足量使用抗生素,感染控制后及时停用,以免产生细菌耐药或二重感染。一般患者可按常见致病菌用药。可选用青霉素 G 80 万 U 肌内注射;复方磺胺甲噁唑(SMZ),每次2 片,2 次/天;阿莫西林 2～4 g/d,分3～4 次口服;氨苄西林 2～4 g/d,分 4 次口服;头孢氨苄 2～4 g/d 或头孢拉定1～2 g/d,分 4 次口服;头孢呋辛 2 g/d 或头孢克洛 0.5～1.0 g/d,分 2～3 次口服。亦可选择新一代大环内酯类抗生素,如罗红霉素,0.3 g/d,2 次口服。抗菌治疗疗程一般 7～110 天,反复感染病例可适当延长。严重感染时,可选用氨苄西林、环丙沙星、氧氟沙星、阿米卡星、奈替米星或头孢菌素类联合静脉滴注给药。

2.祛痰镇咳药

刺激性干咳者不宜单用镇咳药物,否则痰液不易咳出。可给盐酸溴环己胺醇 30 mg 或羧甲基半胱氨酸 500 mg,3 次/天,口服。乙酰半胱氨酸(富露施)及氯化铵甘草合剂均有一定的疗效。α-糜蛋白酶雾化吸入亦有消炎祛痰的作用。

3.解痉平喘

解痉平喘主要为解除支气管痉挛,利于痰液排出。常用药物为氨茶碱 0.1～0.2 g,8 小时1 次,口服;丙卡特罗 50 mg,2 次/天;特布他林 2.5 mg,2～3 次/天。慢性支气管炎有可逆性气道阻塞者应常规应用支气管舒张剂,如异丙托溴铵(异丙阿托品)气雾剂、特布他林等吸入治疗。阵发性咳嗽常伴不同程度的支气管痉挛,应用支气管扩张药后可改善症状,并有利于痰液的排出。

(二)缓解期的治疗

应以增强体质,提高机体抗病能力和预防发作为主。

(三)中药治疗

采取扶正固本原则,按肺、脾、肾的虚实辨证施治。

五、护理措施

(一)常规护理

1.环境

保持室内空气新鲜,流通,安静,舒适,温湿度适宜。

2.休息

急性发作期应卧床休息,取半卧位。

3.给氧

持续低流量吸氧。

4.饮食

给予高热量、高蛋白、高维生素易消化的食物。

(二)专科护理

1.解除气道阻塞,改善肺泡通气

及时清除痰液,神志清醒患者应鼓励咳嗽,痰稠不易咳出时,给予雾化吸入或雾化泵药物喷入,减少局部淤血水肿,以利痰液排出。危重体弱患者,定时更换体位,叩击背部,使痰易于咳出,餐前应给予胸部叩击或胸壁震荡。方法:患者取侧卧位,护士两手手指并拢,手背隆起,指关节微屈,自肺底由下向上,由外向内叩拍胸壁,震动气管,边拍边鼓励患者咳嗽,以促进痰液的排出,每侧肺叶叩击3～5分钟。对神志不清者,可进行机械吸痰,需注意无菌操作,抽吸压力要适当,动作轻柔,每次抽吸时间不超过15秒,以免加重缺氧。

2.合理用氧,减轻呼吸困难

根据缺氧和二氧化碳潴留的程度不同,合理用氧,一般给予低流量、低浓度、持续吸氧,如病情需要提高氧浓度,应辅以呼吸兴奋剂刺激通气或使用呼吸机改善通气,吸氧后如呼吸困难缓解、呼吸频率减慢、节律正常、血压上升、心率减慢、心律正常、发绀减轻、皮肤转暖、神志转清、尿量增加等,表示氧疗有效。若呼吸过缓,意识障碍加深,需考虑二氧化碳潴留加重,必要时采取增加通气量措施。

第三节 支气管哮喘

支气管哮喘是一种慢性气管炎症性疾病,其支气管壁存在以肥大细胞、嗜酸性粒细胞和T淋巴细胞为主的炎性细胞浸润，可经治疗缓解或自然缓解。本病多发于青少年，儿童多于成人，城市多于农村。近年的流行病学显示，哮喘的发病率或病死率均有所增加，我国哮喘发病率为1%～2%。支气管哮喘的病因较为复杂，大多在遗传因素的基础上，受到体内外多种因素激发而发病，并反复发作。

一、临床表现

（一）症状和体征

典型的支气管哮喘，发作前多有鼻痒、打喷嚏、流涕、咳嗽、胸闷等先兆症状，进而出现呼气性的呼吸困难伴喘鸣，患者被迫呈端坐呼吸，咳嗽、咳痰。发作持续几十分钟至数小时后自行或经治疗缓解。此为速发性哮喘反应。迟发性哮喘反应时，患者气管呈持续高反应性状态，上述表现更为明显，较难控制。

少数患者可出现哮喘重度或危重度发作，表现为重度呼气性呼吸困难、焦虑，烦躁、端坐呼吸、大汗淋漓、嗜睡或意识模糊，经应用一般支气管扩张药物不能缓解。此类患者不及时救治，可危及生命。

（二）辅助检查

1.血液检查

嗜酸性粒细胞、血清总免疫球蛋白 E(IgE)及特异性免疫球蛋白 E 均可增高。

2.胸部 X 线检查

哮喘发作期由于肺脏充气过度，肺部透亮度增高，合并感染时可见肺纹理增多及炎症阴影。

3.肺功能检查

哮喘发作期有关呼气流速的各项指标，如第一秒用力呼气容积(FEV)、最大呼气流速峰值(PEF)等均降低。

二、治疗原则

本病的防治原则是去除病因，控制发作和预防发作。控制发作应根据患者发作的轻重程度，抓住解痉、抗炎两个主要环节，迅速控制症状。

（一）解痉

哮喘轻、中度发作时，常用氨茶碱稀释后静脉注射或加入液体中静脉滴注。根据病情吸入或口服β_2受体激动剂。常用的β_2受体激动剂气雾吸入剂有特布他林、沙丁胺醇等。

哮喘重度发作时，应及早静脉给予足量氨茶碱及琥珀酸氢化可的松或甲泼尼松龙琥珀酸钠，待病情得到控制后再逐渐减量，改为口服泼尼松龙，或根据病情吸入糖皮质激素，应注意不宜骤然停药，以免复发。

(二)抗感染

肺部感染的患者，应根据细菌培养及药敏结果选择应用有效抗生素。

(三)稳定内环境

及时纠正水、电解质及酸碱失衡。

(四)保证气管通畅

痰多而黏稠不易咳出或有严重缺氧及二氧化碳潴留者，应及时行气管插管吸出痰液，必要时行机械通气。

三、护理

(一)一般护理

(1)将患者安置在清洁、安静、空气新鲜、阳光充足的房间，避免接触变应原，如花粉、皮毛、油烟等。护理操作时防止灰尘飞扬。喷洒灭蚊蝇剂或某些消毒剂时要转移患者。

(2)患者哮喘发作呼吸困难时应给予适宜的靠背架或过床桌，让患者伏桌而坐，以帮助呼吸，减少疲劳。

(3)给予营养丰富的易消化的食物，多食蔬菜、水果，多饮水。同时注意保持大便通畅，减少因用力排便所致的疲劳。严禁食用与患者发病有关的食物，如鱼、虾、蟹等，并协助患者寻找变态原。

(4)危重期患者应保持皮肤清洁干燥，定时翻身，防止压疮发生。因大剂量使用糖皮质激素，应做好口腔护理，防止发生口腔炎。

(5)哮喘重度发作时，由于大汗淋漓，呼吸困难甚至有窒息感，所以患者极度紧张、烦躁、疲倦。要耐心安慰患者，及时满足患者需求，缓解紧张情绪。

(二)观察要点

1.观察哮喘发作先兆

如患者主诉有鼻、咽、眼部发痒及咳嗽、流鼻涕等黏膜过敏症状时，应及时报告医师采取措施，减轻发作症状，尽快控制病情。

2.观察药物毒性作用

氨茶碱 0.25 g 加入 25%～50%葡萄糖注射液 20 mL 中静脉推注，时间至少要在 5 分钟以上，因浓度过高或推注过快可使心肌过度兴奋而产生心悸、惊厥、血压骤降等严重反应。使用时要现配现用，静脉滴注时，不宜和维生素 C、促皮质激素、去甲肾上腺素、四环素类等配伍。糖皮质激素类药物久用可引起钠潴留、血钾降低、消化道溃疡、高血压、糖尿病、骨质疏松、停药反跳等，须加强观察。

3.根据患者缺氧情况调整氧流量

一般为 3～5 L/min。保持气体充分湿化，氧气湿化瓶每天更换、消毒，防止医源性感染。

4.观察痰液黏稠度

哮喘发作患者由于过度通气，出汗过多，因而身体丢失水分增多，致使痰液黏稠形成痰栓，阻塞小支气管，导致呼吸不畅，感染难以控制。应通过静脉补液和饮水补足水分和电解质。

5.严密观察有无并发症

如自发性气胸、肺不张、脱水、酸碱失衡、电解质紊乱、呼吸衰竭、肺性脑病等并发症。监测动脉血气、生化指标，如发现异常需及时对症处理。

6.注意呼吸频率、深浅幅度和节律

重度发作患者喘鸣音减弱乃至消失，呼吸变浅，神志改变，常提示病情危急，应及时处理。

(三)家庭护理

1.增强体质，积极防治感染

平时注意增加营养，根据病情做适量体力活动，如散步、做简易操、打太极拳等，以提高机体免疫力。当感染发生时应及时就诊。

2.注意防寒避暑

寒冷可引起支气管痉挛，分泌物增加，同时感冒易致支气管及肺部感染。因此，冬季应适当提高居室温度，秋季进行耐寒锻炼防治感冒，夏季避免大汗，防止痰液过稠不易咳出。

3.尽量避免接触变应原

患者应戒烟，尽量避免到人员众多、空气污浊的公共场所。保持居室空气清新，室内可安装空气净化器。

4.防止呼吸肌疲劳

坚持进行呼吸锻炼。

5.稳定情绪

一旦哮喘发作，应控制情绪，保持镇静，及时吸入支气管扩张气雾剂。

6.家庭氧疗

家庭氧疗又称缓解期氧疗，对于患者的病情控制，存活期的延长和生活质量的提高有着重要意义。家庭氧疗时应注意氧流量的调节，严禁烟火，防止火灾。

7.缓解期处理

哮喘缓解期的防治非常重要，对于防止哮喘发作及恶化，维持正常肺功能，提高生活质量，保持正常活动量等均具有重要意义。哮喘缓解期患者，应坚持吸入糖皮质激素，可有效控制哮喘发作，吸入色甘酸钠和口服酮替酚亦有一定的预防哮喘发作的作用。

第四节　支气管扩张

支气管扩张是指直径＞2 mm 的支气管由于管壁的肌肉和弹性组织破坏引起的慢性异常扩张。临床特点为慢性咳嗽、咳大量脓性痰和/或反复咯血。患者常有童年麻疹、百日咳或支气管肺炎等病史。随着人民生活条件的改善，麻疹、百日咳疫苗的预防接种，以及抗生素的应用，本病发病率已明显降低。

一、病因及发病机制

(一)支气管-肺组织感染和支气管阻塞

支气管-肺组织感染和支气管阻塞是支气管扩张的主要病因。感染和阻塞症状相互影响，促使支气管扩张的发生和发展。其中婴幼儿期支气管-肺组织感染是最常见的病因，如婴幼儿麻疹、百日咳、支气管肺炎等。

由于儿童支气管较细，易阻塞，且管壁薄弱，反复感染破坏支气管壁各层结构，尤其是平滑肌和弹性纤维的破坏削弱了对管壁的支撑作用。支气管炎使支气管黏膜充血、水肿、分泌物阻塞管腔，导致引流不畅而加重感染。支气管内膜结核、肿瘤、异物引起管腔狭窄、阻塞，也是导致支气管扩张的原因之一。由于左下叶支气管细长，且受心脏血管压迫引流不畅，容易发生感染，故支气管扩张左下叶比右下叶多见。肺结核引起的支气管扩张多发生在上叶。

（二）支气管先天性发育缺陷和遗传因素

此类支气管扩张较少见，如巨大气管-支气管症、Kartagener 综合征（支气管扩张、鼻窦炎和内脏转位）、肺囊性纤维化、先天性丙种球蛋白缺乏症等。

（三）全身性疾病

目前已发现类风湿关节炎、克罗恩病、溃疡性结肠炎、系统性红斑狼疮、支气管哮喘等疾病可同时伴有支气管扩张；有些不明原因的支气管扩张患者，其体液免疫和/或细胞免疫功能有不同程度的异常，提示支气管扩张可能与机体免疫功能失调有关。

二、临床表现

（一）症状

1.慢性咳嗽、大量脓痰

痰量与体位变化有关。晨起或夜间卧床改变体位时，咳嗽加剧、痰量增多。痰量多少可估计病情严重程度。感染急性发作时，痰量明显增多，每天可达数百毫升，外观呈黄绿色脓性痰，痰液静置后出现分层的特征：上层为泡沫；中层为脓性黏液；下层为坏死组织沉淀物。合并厌氧菌感染时痰有臭味。

2.反复咯血

50%～70%的患者有程度不等的反复咯血，咯血量与病情严重程度和病变范围不完全一致。大量咯血最主要的危险是窒息，应紧急处理。部分发生于上叶的支气管扩张，引流较好，痰量不多或无痰，以反复咯血为唯一症状，称为“干性支气管扩张”。

3.反复肺部感染

其特点是同一肺段反复发生肺炎并迁延不愈。

4.慢性感染中毒症状

反复感染者可出现发热、乏力、食欲减退、消瘦、贫血等，儿童可影响发育。

（二）体征

早期或干性支气管扩张多无明显体征，病变重或继发感染时在下胸部、背部常可闻及局限性、固定性湿啰音，有时可闻及哮鸣音；部分慢性患者伴有杵状指/趾。

三、辅助检查

(一)胸部 X 线检查

早期无异常或仅见患侧肺纹理增多、增粗现象。典型表现是轨道征和卷发样阴影,感染时阴影内出现液平面。

(二)胸部 CT 检查

管壁增厚的柱状扩张或成串成簇的囊状改变。

(三)纤维支气管镜检查

有助于发现患者出血的部位,鉴别腔内异物、肿瘤或其他支气管阻塞原因。

四、诊断要点

根据患者有慢性咳嗽、大量脓痰、反复咯血的典型临床特征,以及肺部闻及固定而局限性的湿啰音,结合儿童时期有诱发支气管扩张的呼吸道病史,一般可做出初步临床诊断。胸部影像学检查和纤维支气管镜检查可进一步明确诊断。

五、治疗要点

治疗原则是保持呼吸道引流通畅,控制感染,处理咯血,必要时手术治疗。

(一)保持呼吸道通畅

1.药物治疗

祛痰药及支气管舒张药具有稀释痰液、促进排痰作用。

2.体位引流

对痰多且黏稠者作用尤其重要。

3.经纤维支气管镜吸痰

若体位引流排痰效果不理想,可经纤维支气管镜吸痰及生理盐水冲洗痰液,也可局部注入抗生素。

(二)控制感染

控制感染是支气管扩张急性感染期的主要治疗措施。应根据症状、体征、痰液性状,必要时参考细菌培养及药物敏感试验结果选用抗菌药物。

(三)手术治疗

对反复呼吸道急性感染或大咯血,病变局限在一叶或一侧肺组织,经药物治疗无效,全身状况良好的患者,可考虑手术切除病变肺段或肺叶。

六、常用护理诊断

(一)清理呼吸道无效

咳嗽、大量脓痰、肺部湿啰音与痰液黏稠和无效咳嗽有关。

(二)有窒息的危险

与痰多、痰液黏稠或大咯血造成气道阻塞有关。

(三)营养失调

乏力、消瘦、贫血、发育迟缓与反复感染导致机体消耗增加,以及患者食欲缺乏、营养物质摄入不足有关。

(四)恐惧

精神紧张、面色苍白、出冷汗与突然或反复大咯血有关。

七、护理措施

(一)一般护理

1.休息与环境

急性感染或咯血时应卧床休息,大咯血患者需绝对卧床,取患侧卧位。病室内保持空气流通,维持适宜的温、湿度,注意保暖。

2.饮食护理

提供高热量、高蛋白、高维生素食物,发热患者给予高热量流质或半流质饮食,避免冰冷、油腻、辛辣食物诱发咳嗽。鼓励患者多饮水,每天 1 500 mL 以上,以稀释痰液。指导患者在咳痰后及进食前后用清水或漱口液漱口,保持口腔清洁,促进食欲。

(二)病情观察

观察痰液量、颜色、性质、气味和与体位的关系,记录 24 小时痰液排出量;定期测量生命体征,记录咯血量,观察咯血的颜色、性质及量;病情严重者需观察有无窒息前症状,发现窒息先兆,立即向医师汇报并配合处理。

(三)对症护理

1.促进排痰

(1)指导有效咳嗽和正确的排痰方法。

(2)采取体位引流者需依据病变部位选择引流体位,使病肺居上,引流支气管开口向下,利于痰液流出。一般于饭前 1 小时进行。引流时可配合胸部叩击,提高引流效果。

(3)必要时遵医嘱选用祛痰剂或 β_2 受体激动剂喷雾吸入,扩张支气管、促进排痰。

2.预防窒息

(1)痰液排除困难者,鼓励多饮水或雾化吸入,协助患者翻身、拍背或体位引流,以促进痰液排除,减少窒息发生的危险。

(2)密切观察患者的表情、神志、生命体征,观察并记录痰液的颜色、量与性质,及时发现和判断患者有无发生窒息的可能。如患者突然出现烦躁不安、神志不清,面色苍白或发绀、出冷汗、呼吸急促、咽喉部明显的痰鸣音,应警惕窒息的发生,并及时通知医师。

(3)对意识障碍、年老体弱、咳嗽咳痰无力、咽喉部明显的痰鸣音、神志不清者、突然大量呕吐物涌出等高危患者,立即做好抢救准备,如迅速备好吸引器、气管插管或气管切开等用物,积极配合抢救工作。

(四)心理护理

病程较长,咳嗽、咳痰、咯血反复发作或逐渐加重时,患者易产生焦虑、沮丧情绪。护士应多与其交谈,讲明支气管扩张反复发作的原因及治疗进展,帮助患者树立战胜疾病的信心,缓解焦虑不安情绪。咯血时医护人员应陪伴、安慰患者,帮助情绪稳定,避免因情绪波动加重出血。

(五)健康教育

1.疾病知识指导

帮助患者及家属了解疾病发生、发展与治疗、护理过程。与其共同制订长期防治计划。宣传防治百日咳、麻疹、支气管肺炎、肺结核等呼吸道感染的重要性;及时治疗上呼吸道慢性病灶;避免受凉,预防感冒;戒烟、减少刺激性气体吸入,防止病情恶化。

2.生活指导

讲明加强营养对机体康复的作用,使患者能主动摄取必需的营养素,以增强机体抗病能力。鼓励患者参加体育锻炼,建立良好的生活习惯,劳逸结合,以维护心、肺功能状态。

3.用药指导

向患者介绍常用药物的用法和注意事项,观察疗效及不良反应。指导患者及家属学习和掌握有效咳嗽、胸部叩击、雾化吸入和体位引流的方法,以利于长期坚持,控制病情的发展;了解抗生素的作用、用法和不良反应。

4.自我监测指导

定期复查。嘱患者按医嘱服药,教患者学会观察药物的不良反应。教会患者识别病情变化的征象,观察痰液量、颜色、性质、气味和与体位的关系,并记录24小时痰液排出量。如有咯血、窒息先兆,立即前往医院就诊。

第五节　肺　　炎

一、概述

肺炎是指终末气道、肺泡和肺间质的炎症,可由病原微生物、理化因素、免疫损伤、过敏及药物所致。细菌性肺炎是最常见的肺炎,也是最常见的感染性疾病之一。尽管新的强效抗生素不断投入应用,但其发病率和病死率仍很高,其原因可能有社会人口老龄化、吸烟人群的低龄化、伴有基础疾病、免疫功能低下,加之病原体变迁、医院获得性肺炎发病率增加、病原学诊断困难、抗生素的不合理使用导致细菌耐药性增加和部分人群贫困化加剧等因素有关。

(一)分类

肺炎可按解剖、病因或患病环境加以分类。

1.解剖分类

(1)大叶性(肺泡性)肺炎:为肺实质炎症,通常并不累及支气管。病原体先在肺泡引起炎症,经肺泡间孔向其他肺泡扩散,导致部分或整个肺段、肺叶发生炎症改变。致病菌多为肺炎链球菌。

(2)小叶性(支气管)肺炎:指病原体经支气管入侵,引起细支气管、终末细支气管和肺泡的炎症。病原体有肺炎链球菌、葡萄球菌、病毒、肺炎支原体及军团菌等。常继发于其他疾病,如支气管炎、支气管扩张、上呼吸道病毒感染及长期卧床的危重患者。

(3)间质性肺炎:以肺间质炎症为主,病变累及支气管壁及其周围组织,有肺泡壁增生及间质水肿。可由细菌、支原体、衣原体、病毒或肺孢子菌等引起。

2.病因分类

(1)细菌性肺炎:如肺炎链球菌、金黄色葡萄球菌、甲型溶血性链球菌、肺炎克雷伯杆菌、流感嗜血杆菌、铜绿假单胞菌、棒状杆菌、梭形杆菌等引起的肺炎。

(2)非典型病原体所致肺炎:如支原体、军团菌和衣原体等。

(3)病毒性肺炎:如冠状病毒、腺病毒、呼吸道合胞病毒、流感病毒、麻疹病毒、巨细胞病毒、单纯疱疹病毒等。

(4)真菌性肺炎:如白念珠菌、曲霉、放射菌等。

(5)其他病原体所致的肺炎:如立克次体(如Q热立克次体)、弓形虫(如鼠弓形虫)、寄生虫(如肺包虫、肺吸虫、肺血吸虫)等。

(6)理化因素所致的肺炎:如放射性损伤引起的放射性肺炎、胃酸吸入、药物等引起的化学性肺炎等。

3.患病环境分类

由于病原学检查阳性率低,培养结果滞后,病因分类在临床上应用较为困难,目前多按肺炎的获得环境分成两类,有利于指导经验治疗。

(1)社区获得性肺炎(community acquired pneumonia,CAP)是指在医院外罹患的感染性肺实质炎症,也称院外肺炎,包括具有明确潜伏期的病原体感染而在入院后平均潜伏期内发病的肺炎。常见致病菌为肺炎链球菌、流感嗜血杆菌、卡他莫拉菌和非典型病原体。

(2)医院获得性肺炎(hospital acquired pneumonia,HAP)简称医院内肺炎,是指患者入院时既不存在、也不处于潜伏期,而于入院48小时后在医院(包括老年护理院、康复院等)内发生的肺炎,也包括出院后48小时内发生的肺炎。无感染高危因素患者的常见病原体依次为肺炎链球菌、流感嗜血杆菌、金黄色葡萄球菌、铜绿假单胞菌、大肠埃希菌、肺炎克雷伯杆菌等;有感染高危因素患者的常见病原体依次为金黄色葡萄球菌、铜绿假单胞菌、肠杆菌属、肺炎克雷伯杆菌等。

(二)病因及发病机制

正常的呼吸道免疫防御机制(支气管内黏液-纤毛运载系统、肺泡巨噬细胞防御的完整性等)使气管隆凸以下的呼吸道保持无菌。肺炎的发生主要由病原体和宿主两个因素决定。如果病原体数量多、毒力强和/或宿主呼吸道局部和全身免疫防御系统损害,即可发生肺炎。病原体可通过空气吸入、血行播散、邻近感染部位蔓延、上呼吸道定植菌的误吸引起社区获得性肺炎。医院获得性肺炎还可通过误吸胃肠道的定植菌(胃食管反流)和通过人工气道吸入环境中的致病菌引起。

二、肺炎链球菌肺炎

肺炎链球菌肺炎或称肺炎球菌肺炎,是由肺炎链球菌或称肺炎球菌所引起的肺炎，约占社区获得性肺炎的半数以上。通常急骤起病，以高热、寒战、咳嗽、血痰及胸痛为特征。胸部X线片呈肺段或肺叶急性炎性实变，近年来因抗菌药物的广泛使用，致使本病的起病方式、症状及X线改变均不典型。

肺炎链球菌为革兰染色阳性球菌，多成双排列或短链排列。有荚膜，其毒力大小与荚膜中的多糖结构及含量有关。根据荚膜多糖的抗原特性，肺炎链球菌可分为86个血清型。成人致病菌多属1～9及12型，以第3型毒力最强，儿童则多为6、14、19及23型。肺炎链球菌在干燥痰中能存活数月，但在阳光直射1小时，或加热至52 ℃，10分钟即可杀灭，对石炭酸等消毒剂亦甚敏感。机体免疫功能正常时，肺炎链球菌是寄居在口腔及鼻咽部的一种正常菌群，其带菌率常随年龄、季节及免疫状态的变化而有差异。机体免疫功能受损时，有毒力的肺炎链球菌入侵人体而致病。肺炎链球菌除引起肺炎外，少数可发生菌血症或感染性休克，老年人及婴幼儿的病情尤为严重。

本病以冬季与初春多见，常与呼吸道病毒感染相伴行。患者常为原先健康的青壮年或老年与婴幼儿，男性较多见。吸烟者、痴呆者、慢性支气管炎、支气管扩张、充血性心力衰竭、慢性病患者，以及免疫抑制宿主均易受肺炎链球菌侵袭。肺炎链球菌不产生毒素，不引起原发性组织坏死或形成空洞。其致病力是由于有高分子多糖体的荚膜对组织的侵袭作用，首先引起肺泡壁水肿，出现白细胞与红细胞渗出，含菌的渗出液经肺泡间孔向肺的中央部分扩展，甚至累及几个肺段或整个肺叶，因病变开始于肺的外周，故叶间分界清楚，易累及胸膜，引起渗出性胸膜炎。

病理改变有充血期、红肝变期、灰肝变期及消散期。表现为肺组织充血水肿，肺泡内浆液渗出及红、白细胞浸润，白细胞吞噬细菌，继而纤维蛋白渗出物溶解、吸收、肺泡重新充气。在肝变期病理阶段实际上并无确切分界，经早期应用抗菌药物治疗，此种典型的病理分期已很少见。病变消散后肺组织结构多无损坏，不留纤维瘢痕。极个别患者肺泡内纤维蛋白吸收不完全，甚至有成纤维细胞形成，形成机化性肺炎。老年人及婴幼儿感染可沿支气管分布（支气管肺炎）。若未及时使用抗菌药物，5%～10%的患者可并发脓胸，10%～20%的患者因细菌经淋巴管、胸导管进入血循环，可引起脑膜炎、心包炎、心内膜炎、关节炎和中耳炎等肺外感染。

（一）护理评估

1.健康史

肺炎的发生与细菌的侵入和机体防御能力的下降有关。吸入口咽部的分泌物或空气中的细菌、周围组织感染的直接蔓延、菌血症等均可成为细菌入侵的途径；吸烟、酗酒、年老体弱、长期卧床、意识不清、吞咽和咳嗽反射障碍、慢性或重症患者、长期使用糖皮质激素或免疫抑制剂、接受机械通气及大手术者均可因机体防御机制降低而继发肺炎。注意询问患者起病前是否存在机体抵抗力下降、呼吸道防御功能受损的因素，了解患者既往的健康状况。

2.身体状况

发病前常有受凉、淋雨、疲劳、醉酒、病毒感染史，多有上呼吸道感染的前驱症状。

(1)主要症状：起病多急骤，高热、寒战，全身肌肉酸痛，体温通常在数小时内升至 39～40 ℃，高峰在下午或傍晚，或呈稽留热，脉率随之增速。可有患侧胸部疼痛，放射到肩部或腹部，咳嗽或深呼吸时加剧。痰少，可带血或呈铁锈色，食欲锐减，偶有恶心、呕吐、腹痛或腹泻，易被误诊为急腹症。

(2)护理体检：患者呈急性病容，面颊绯红，鼻翼翕动，皮肤灼热、干燥，口角及鼻周有单纯疱疹；病变广泛时可出现发绀。有败血症者，可出现皮肤、黏膜出血点，巩膜黄染。早期肺部体征无明显异常，仅有胸廓呼吸运动幅度减小，叩诊稍浊，听诊可有呼吸音减低及胸膜摩擦音。肺实变时叩诊浊音、触觉语颤增强并可闻及支气管呼吸音。消散期可闻及湿啰音。心率增快，有时心律不齐。重症患者有肠胀气，上腹部压痛多与炎症累及膈胸膜有关。重症感染时可伴休克、急性呼吸窘迫综合征及神经精神症状，表现为神志模糊、烦躁、呼吸困难、嗜睡、谵妄、昏迷等。累及脑膜时有颈抵抗及出现病理性反射。

本病自然病程 1～2 周。发病 5～10 天，体温可自行骤降或逐渐消退；使用有效的抗菌药物后可使体温在 1～3 天内恢复正常。患者的其他症状与体征亦随之逐渐消失。

(3)并发症：肺炎链球菌肺炎的并发症近年来已很少见。严重败血症或毒血症患者易发生感染性休克，尤其是老年人。表现为血压降低、四肢厥冷、多汗、发绀、心动过速、心律失常等，而高热、胸痛、咳嗽等症状并不突出。其他并发症有胸膜炎、脓胸、心包炎、脑膜炎和关节炎等。

3.实验室及其他检查

(1)血常规检查：血白细胞计数(10～20)$\times 10^9$/L，中性粒细胞多在 80％以上，并有核左移，细胞内可见中毒颗粒。年老体弱、酗酒、免疫功能低下者的白细胞计数可不增高，但中性粒细胞的百分比仍增高。

(2)痰直接涂片做革兰染色及荚膜染色镜检：发现典型的革兰染色阳性、带荚膜的双球菌或链球菌,即可初步做出病原诊断。

(3)痰培养:24～48 小时可以确定病原体。痰标本送检应注意器皿洁净无菌,在抗菌药物应用之前漱口后采集,取深部咳出的脓性或铁锈色痰。

(4)聚合酶链反应(PCR)检测及荧光标记抗体检测:可提高病原学诊断率。

(5)血培养:10%～20%的患者合并菌血症,故重症肺炎应做血培养。

(6)细菌培养:如合并胸腔积液,应积极抽取积液进行细菌培养。

(7)X 线检查:早期仅见肺纹理增粗,或受累的肺段、肺叶稍模糊。随着病情进展,肺泡内充满炎性渗出物,表现为大片炎症浸润阴影或实变影,在实变阴影中可见支气管充气征,肋膈角可有少量胸腔积液。在消散期,X 线显示炎性浸润逐渐吸收,可有片状区域吸收较快,呈现“假空洞”征,多数病例在起病 3～4 周后才完全消散。老年患者肺炎病灶消散较慢,容易出现吸收不完全而成为机化性肺炎。

4.心理-社会评估

肺炎起病多急骤,短期内病情严重,加之高热和全身中毒症状明显,患者及家属常深感不安。当出现严重并发症时,患者会表现出忧虑和恐惧。

(二)主要护理诊断及医护合作性问题

1.体温过高

与肺部感染有关。

2.气体交换受损

与肺部炎症、痰液黏稠等引起呼吸面积减少有关。

3.清理呼吸道无效

与胸痛、气管、支气管分泌物增多、黏稠及疲乏有关。

4.疼痛

胸痛与肺部炎症累及胸膜有关。

5.潜在并发症

感染性休克。

(三)护理目标

体温恢复正常范围;患者呼吸平稳,发绀消失;症状减轻呼吸道通畅;疼痛减轻,感染控制未发生休克。

(四)护理措施

1.一般护理

(1)休息与环境:保持室内空气清新,病室保持适宜的温、湿度,环境安静、清洁、舒适。限制患者活动，限制探视，避免因谈话过多影响体力。要集中安排治疗和护理活动，保证足够的休息，减少氧耗量，缓解头痛、肌肉酸痛、胸痛等症状。

(2)体位：协助或指导患者采取合适的体位。对有意识障碍患者，如病情允许可取半卧位，增加肺通气量；或侧卧位，以预防或减少分泌物吸入肺内。为促进肺扩张，每2小时变换体位1次，减少分泌物淤积在肺部而引起并发症。

(3)饮食与补充水分：给予高热量、高蛋白质、高维生素、易消化的流质或半流质食物，以补充高热引起的营养物质消耗。宜少食多餐，避免压迫膈肌。若有明显麻痹性肠梗阻或胃扩张，应暂时禁食，遵医嘱给予胃肠减压，直至肠蠕动恢复。鼓励患者多饮水(1～2 L/d)，来补充发热、出汗和呼吸急促所丢失的水分，并利于痰液排出。轻症者无须静脉补液，脱水严重者可遵医嘱补液，补液有利于加快毒素排泄和热量散发，尤其是食欲差或不能进食者。心脏病或老年人应注意补液速度，过快过多易导致急性肺水肿。

2.病情观察

监测患者神志、体温、呼吸、脉搏、血压和尿量，并做好记录。尤其应注意密切观察体温的变化。观察有无呼吸困难及发绀，及时适宜给氧。重点观察儿童、老年人、久病体弱者的病情变化，注意是否伴有感染性休克的表现。观察痰液颜色、性状和量，如肺炎球菌肺炎呈铁锈色，葡萄球菌肺炎呈粉红色乳状，厌氧菌感染者痰液多有恶臭等。

3.对症护理

(1)高热护理：寒战时注意保暖，及时添加被褥，给予热水袋时防止烫伤。高热时采用温水擦浴、冰袋、冰帽等物理降温措施，以逐渐降温为宜，防止虚脱。患者大汗时，及时协助擦汗和更换衣物，避免受凉。必要时遵医嘱使用退烧药。必要时遵医嘱静脉补液，补充因发热丢失的水分和盐，加快毒素排泄的热量散发。心脏病患者或老年人应注意补液速度，避免过快导致急性肺水肿。

(2)咳嗽、咳痰的护理：协助和鼓励患者有效咳嗽、排痰，及时清除口腔和呼吸道内痰液、呕吐物。痰液黏稠不易咳出时，在病情允许情况下可扶患者坐起，给予拍背，协助咳痰，遵医嘱应用祛痰药及超声雾化吸入，稀释痰液，促进痰的排出。必要时吸痰，预防窒息。吸痰前，注意告知病情。

(3)气急发绀的护理：监测动脉血气分析值，给予吸氧，提高血氧饱和度，改善发绀，增加患者的舒适度。氧流量一般为每分钟4～6 L，若为COPD患者，应给予低流量、低浓度、持续吸氧。注意观察患者呼吸频率、节律、深度等变化，皮肤色泽和意识状态有无改变，如果病情恶化，准备气管插管和呼吸机辅助通气。

(4)胸痛的护理:维持患者舒适的体位。患者胸痛时,常随呼吸、咳嗽加重,可采取患侧卧位,在咳嗽时可用枕头等物夹紧胸部,必要时用宽胶布固定胸廓,以降低胸廓活动度,减轻疼痛。疼痛剧烈者,遵医嘱应用镇痛、止咳药,缓解疼痛和改善肺通气,如口服可待因。此外可用物理止痛和中药止痛擦剂。物理止痛,如按摩、针灸、经皮肤电刺激止痛穴位或局部冷敷等,可降低疼痛的敏感性。中药经皮肤吸收,无创伤,且发挥药效快,对轻度疼痛效果好。中药止痛擦剂具有操作简便、安全、毒性作用小、无药物依赖现象等优点。

(5)其他:鼓励患者经常漱口,做好口腔护理。口唇疱疹者局部涂液状石蜡或抗病毒软膏,防止继发感染。烦躁不安、谵妄、失眠者酌情使用地西泮或水合氯醛,禁用抑制呼吸的镇静药。

4.感染性休克的护理

(1)观察休克的征象:密切观察生命体征、实验室检查和病情的变化。发现患者神志模糊、烦躁、发绀、四肢湿冷、脉搏细数、脉压变小、呼吸浅快、面色苍白、尿量减少(每小时少于 30 mL)等休克早期症状时,及时报告医师,采取救治措施。

(2)环境与体位:应将感染性休克的患者安置在重症监护室,注意保暖和安全。取仰卧中凹位,抬高头胸部 20°,抬高下肢约 30°,有利于呼吸和静脉回流,增加心排血量。尽量减少搬动。

(3)吸氧:应给高流量吸氧,维持动脉氧分压在 8.0 kPa(60 mmHg)以上,改善缺氧状况。

(4)补充血容量:快速建立两条静脉通路,遵医嘱给予右旋糖酐或平衡液以维持有效血容量,降低血液的黏稠度,防止弥散性血管内凝血。随时监测患者一般情况、血压、尿量、尿比重、血细胞比容等;监测中心静脉压,作为调整补液速度的指标,中心静脉压<5 cmH_2O(0.49 kPa)可放心输液,达到10 cmH_2O(0.98 kPa)应慎重。以中心静脉压不超过 10 cmH_2O(0.98 kPa)、尿量每小时在 30 mL 以上为宜。补液不宜过多过快,以免引起心力衰竭和肺水肿。若血容量已补足而 24 小时尿量仍<400 mL、尿比重<1.018 时,应及时报告医师,注意是否合并急性肾衰竭。

(5)纠正酸中毒:有明显酸中毒可静脉滴注 5%的碳酸氢钠,因其配伍禁忌较多,宜单独输入。随时监测和纠正电解质和酸碱失衡等。

(6)应用血管活性药物的护理:遵医嘱在应用血管活性药物,如多巴胺、间羟胺(阿拉明)时,滴注过程中应注意防止液体溢出血管外,引起局部组织坏死和影响疗效。可应用输液泵单独静脉输入血管活性药物，根据血压随时调整滴速，维持收缩压在 12.0～13.3 kPa（90～100 mmHg），保证重要器官的血液供应，改善微循环。

（7）对因治疗：应联合、足量应用强有力的广谱抗生素控制感染。

（8）病情转归观察：随时监测和评估患者意识、血压、脉搏、呼吸、体温、皮肤、黏膜、尿量的变化，判断病情转归。如患者神志逐渐清醒、皮肤及肢体变暖、脉搏有力、呼吸平稳规则、血压回升、尿量增多，预示病情已好转。

5.用药护理

遵医嘱及时使用有效抗感染药物，注意观察药物疗效及不良反应。

（1）抗菌药物治疗：一经诊断即应给予抗菌药物治疗，不必等待细菌培养结果。首选青霉素 G，用药途径及剂量视病情轻重及有无并发症而定：对于成年轻症患者，可用 240 万 U/d，分3 次肌内注射，或用普鲁卡因青霉素每 12 小时肌内注射 60 万 U。病情稍重者，宜用青霉素 G 240 万～480 万 U/d，分次静脉滴注，每 6～8 小时 1 次；重症及并发脑膜炎者，可增至 1 000 万～3 000 万 U/d，分 4 次静脉滴注。对青霉素过敏者或耐青霉素或多重耐药菌株感染者，可用呼吸氟喹诺酮类、头孢噻肟或头孢曲松等药物，多重耐药菌株感染者可用万古霉素、替考拉宁等。药物治疗48～72 小时后应对病情进行评价，治疗有效表现为体温下降、症状改善、白细胞计数逐渐降低或恢复正常等。如用药 72 小时后病情仍无改善，需及时报告医师并做相应处理。

（2）支持疗法：患者应卧床休息，注意补充足够蛋白质、热量及维生素。密切监测病情变化，注意防止休克。剧烈胸痛者，可酌情用少量镇痛药，如可待因 15 mg。不用阿司匹林或其他解热药，以免过度出汗、脱水及干扰真实热型，导致临床判断错误。鼓励每天饮水 1～2 L，轻症患者不需常规静脉输液，确有失水者可输液，保持尿比重在 1.020 以下，血清钠保持在 145 mmol/L 以下。重症患者[PaO_2 <8.0 kPa（60 mmHg）或有发绀]应给氧。若有明显麻痹性肠梗阻或胃扩张，应暂时禁食、禁饮和胃肠减压，直至肠蠕动恢复。烦躁不安、谵妄、失眠者酌用地西泮 5 mg 或水合氯醛 1.0～1.5 g，禁用抑制呼吸的镇静药。

（3）并发症的处理：经抗菌药物治疗后，高热常在 24 小时内消退，或数天内逐渐下降。若体温降而复升或 3 天后仍不降者，应考虑肺炎链球菌的肺外感染，如脓胸、心包炎或关节炎等。持续发热的其他原因尚有耐青霉素的肺炎链球菌（PRSP）或混合细菌感染、药物热或并存其他疾病。肿瘤或异物阻塞支气管时，经治疗后肺炎虽可消散，但阻塞因素未除，肺炎可再次出现。10%～20%的肺炎链球菌肺炎伴发胸腔积液者，应酌情取胸液检查及培养以确定其性质。若治疗不当，约5%并发脓胸，应积极排脓引流。

6.心理护理

患病前健康状态良好的患者会因突然患病而焦虑不安；病情严重或患有慢性基础疾病的患者则可能出现消极、悲观和恐慌的心理反应。要耐心给患者讲解疾病的有关知识，解释各种症状和不适的原因，讲解各项诊疗、护理操作目的、操作程序和配合要点，使患者清楚大部分肺炎治疗、预后良好。询问和关心患者的需要，鼓励患者说出内心感受，与患者进行有效的沟通。帮助患者祛除不良心理反应，树立治愈疾病的信心。

7.健康指导

(1)疾病知识指导：让患者及家属了解肺炎的病因和诱因，有皮肤疖、痈、伤口感染、毛囊炎、蜂窝织炎时应及时治疗。避免受凉、淋雨、酗酒和过度疲劳，特别是年老体弱和免疫功能低下者，如糖尿病、慢性肺病、慢性肝病、血液病、营养不良、艾滋病等。天气变化时随时增减衣服，预防上呼吸道感染。可注射流感或肺炎免疫疫苗，使之产生免疫力。

(2)生活指导：劝导患者要注意休息，劳逸结合，生活有规律。保证摄取足够的营养物质，适当参加体育锻炼，增强机体抗病能力。对有意识障碍、慢性病、长期卧床者，应教会家属注意帮助患者经常改变体位、翻身、拍背，协助并鼓励患者咳出痰液，有感染征象时及时就诊。

(3)出院指导：出院后需继续用药者，应指导患者遵医嘱按时服药，向患者介绍所服药物的疗效、用法、疗程、不良反应，不能自行停药或减量。教会患者观察疾病复发症状，如出现发热、咳嗽、呼吸困难等不适表现时，应及时就诊。告知患者随诊的时间及需要准备的有关资料，如胸部X线片等。

(五)护理评价

患者体温恢复正常；能进行有效咳嗽，痰容易咳出，显示咳嗽次数减少或消失，痰量减少；休克发生时及时发现并给予及时的处理。

三、其他类型肺炎

(一)葡萄球菌肺炎评估

葡萄球菌肺炎是由葡萄球菌引起的急性肺部化脓性炎症。葡萄球菌的致病物质主要是毒素与酶，具有溶血、坏死、杀白细胞和致血管痉挛等作用。其致病力可用血浆凝固酶来测定，阳性者致病力较强，是化脓性感染的主要原因。但其他凝固酶阴性的葡萄球菌亦可引起感染。随着医院内感染的增多,由凝固酶阴性葡萄球菌引起的肺炎也不断增多。

医院获得性肺炎中,葡萄球菌感染占 11%~25%。常发生于有糖尿病、血液病、艾滋病、肝病或慢性阻塞性肺疾病等原有基础疾病者。若治疗不及时或不当,病死率甚高。

1.临床表现

起病多急骤,寒战、高热,体温高达 39~40 ℃,胸痛,咳大量脓性痰,带血丝或呈脓血状。全身肌肉和关节酸痛,精神萎靡,病情严重者可出现周围循环衰竭。院内感染者常起病隐袭,体温逐渐上升,咳少量脓痰。老年人症状可不明显。

早期可无体征,晚期可有双肺散在湿啰音。病变较大或融合时可出现肺实变体征。但体征与严重的中毒症状和呼吸道症状不平行。

2.实验室及其他检查

(1)血常规:白细胞计数及中性粒细胞显著增加,核左移,有中毒颗粒。

(2)细菌学检查:痰涂片可见大量葡萄球菌和脓细胞,血、痰培养多为阳性。

(3)X 线检查:胸部 X 线显示短期内迅速多变的特征,肺段或肺叶实变,可形成空洞,或呈小叶状浸润,可有单个或多个液气囊腔,2~4周后完全消失,偶可遗留少许条索状阴影或肺纹理增多等。

3.治疗要点

治疗要点为早期清除原发病灶,强有力的抗感染治疗,加强支持疗法,预防并发症。通常首选耐青霉素酶的半合成青霉素或头孢菌素,如苯唑西林、头孢呋辛等。对甲氧西林耐药株(MRSA)可用万古霉素、替考拉宁等治疗。疗程 2~3 周,有并发症者需 4~6 周。

(二)肺炎支原体肺炎评估

肺炎支原体肺炎是由肺炎支原体引起的呼吸道和肺部的急性炎症。常同时有咽炎、支气管炎和肺炎。肺炎支原体是介于细菌和病毒之间,兼性厌氧、能独立生活的最小微生物。健康人吸入患者咳嗽、打喷嚏时喷出的口鼻分泌物可感染,即通过呼吸道传播。病原体通常吸附宿主呼吸道纤毛上皮细胞表面,不侵入肺实质,抑制纤毛活动和破坏上皮细胞。其致病性可能与患者对病原体及其代谢产物的变态反应有关。

支原体肺炎占非细菌性肺炎的 1/3 以上,或各种原因引起的肺炎的 10%。以秋冬季发病较多,可散发或小流行,患者以儿童和青年人居多,婴儿间质性肺炎亦应考虑本病的可能。

1.临床表现

通常起病缓慢,潜伏期 2～3 周,症状主要为乏力、咽痛、头痛、咳嗽、发热、食欲缺乏、肌肉酸痛等。多为刺激性咳嗽,咳少量黏液痰,发热可持续 2～3 周,体温恢复正常后可仍有咳嗽。偶伴有胸骨后疼痛。

可见咽部充血、颈部淋巴结肿大等体征。肺部可无明显体征,与肺部病变的严重程度不相称。

2.实验室及其他检查

(1)血常规:血白细胞计数正常或略增高,以中性粒细胞为主。

(2)免疫学检查:起病 2 周后,约 2/3 的患者冷凝集试验阳性,滴度效价大于 1∶32,尤以滴度逐渐升高更有价值。约半数患者对链球菌 MG 凝集试验阳性。还可评估肺炎支原体直接检测、支原体 IgM 抗体、免疫印迹法和聚合酶链反应(PCR)等检查结果。

(3)X 线检查:肺部可呈多种形态的浸润影,呈节段性分布,以肺下野为多见,有的从肺门附近向外伸展。3～4 周后病变可自行消失。

3.治疗要点

肺炎支原体肺炎首选大环内酯类抗生素,如红霉素。疗程一般为 2～3 周。

(三)病毒性肺炎评估

病毒性肺炎评估是由上呼吸道病毒感染,向下蔓延所致的肺部炎症。常见病毒为甲、乙型流感病毒、腺病毒、副流感病毒、呼吸道合胞病毒和冠状病毒等。患者可同时受一种以上病毒感染,气道防御功能降低,常继发细菌感染。病毒性肺炎为吸入性感染,常有气管-支气管炎。呼吸道病毒通过飞沫与直接接触而迅速传播,可暴发或散发流行。

病毒性肺炎约占需住院的社区获得性肺炎的 8%,大多发生于冬春季节。密切接触的人群或有心肺疾病者、老年人等易受感染。

1.临床表现

一般临床症状较轻,与支原体肺炎症状相似。起病较急,发热、头痛、全身酸痛、乏力等较突出。有咳嗽、少痰或白色黏液痰、咽痛等症状。老年人或免疫功能受损的重症患者,可表现为呼吸困难、发绀、嗜睡、精神萎靡,甚至并发休克、心力衰竭和呼吸衰竭,严重者可发生急性呼吸窘迫综合征。

本病常无显著的胸部体征,病情严重者有呼吸浅速、心率增快、发绀,以及肺部干、湿啰音。

2.实验室及其他检查

(1)血常规:白细胞计数正常、略增高或偏低。

(2)病原体检查:呼吸道分泌物中细胞核内的包涵体可提示病毒感染,但并非一定来自肺部。需进一步评估下呼吸道分泌物或肺活检标本培养是否分离出病毒。

(3)X线检查:可见肺纹理增多,小片状或广泛浸润。病情严重者,显示双肺呈弥漫性结节浸润,而大叶实变及胸腔积液者不多见。

3.治疗要点

病毒性肺炎以对症治疗为主,板蓝根、黄芪、金银花、连翘等中药有一定的抗病毒作用。对某些重症病毒性肺炎应采用抗病毒药物,如选用利巴韦林(病毒唑)、阿昔洛韦(无环鸟苷)等。

(四)真菌性肺炎评估

肺部真菌感染是最常见的深部真菌病。真菌感染的发生是机体与真菌相互作用的结果,最终取决于真菌的致病性、机体的免疫状态及环境条件对机体与真菌之间关系的影响。广谱抗生素、糖皮质激素、细胞毒药物及免疫抑制剂的广泛使用,人免疫缺陷病毒(HIV)感染和艾滋病增多使肺部真菌感染的机会增加。

真菌多在土壤中生长,孢子飞扬于空气中,极易被人体吸入而引起肺真菌感染(外源性):或使机体致敏。引起表现为支气管哮喘的过敏性肺泡炎。有些真菌为寄生菌,如念珠菌和放线菌,当机体免疫力降低时可引起感染。静脉营养疗法的中心静脉插管如留置时间过长。白念珠菌能在高浓度葡萄糖中生长,引起念珠菌感染中毒症。空气中到处有曲霉属孢子,在秋冬及阴雨季节,储藏的谷草发热霉变时更多。若大量吸入可能引起急性气管-支气管炎或肺炎。

1.临床表现

真菌性肺炎多继发于长期应用抗生素、糖皮质激素、免疫抑制剂、细胞毒药物或因长期留置导管、插管等诱发,其症状和体征无特征性变化。

2.实验室及其他检查

(1)真菌培养:其形态学辨认有助于早期诊断。

(2)X线检查:可表现为支气管肺炎、大叶性肺炎、弥漫性小结节及肿块状阴影和空洞。

3.治疗要点

真菌性肺炎目前尚无理想的药物,两性霉素B对多数肺部真菌仍为有效药物,但由于其不良反应较多,使其应用受到限制。其他药物尚有氟胞嘧啶、米康唑、酮康唑、制霉菌素等也可选用。

(五)重症肺炎评估

目前重症肺炎还没有普遍认同的标准,各国诊断标准不一,但都注重肺部病变的范围、器官灌注和氧合状态。我国制定的重症肺炎标准:①意识障碍。②呼吸频率>30 次/分。③PaO_2<8.0 kPa(60 mmHg),PO_2/FiO_2<300,需行机械通气治疗。④血压<12.0/8.0 kPa(90/60 mmHg)。⑤胸片显示双侧或多肺叶受累,或入院 48 小时内病变扩大≥50%。⑥少尿:尿量每小时<20 mL,或每 4 小时<80 mL,或急性肾衰竭需要透析治疗。

第六节　三叉神经痛

三叉神经痛是指三叉神经分布范围内反复发作短暂性剧烈疼痛,分为原发性及继发性两种。前者病因未明,可能是某些致病因素使三叉神经脱髓鞘而产生异位冲动或伪突触传递,近年来由于显微血管减压术的开展,多数认为主要原因是邻近血管压迫三叉神经根所致。继发性三叉神经痛常见原因有鼻咽癌颅底转移、中颅窝脑膜瘤、听神经瘤、半月节肿瘤、动脉瘤压迫、颅底骨折、脑膜炎、颅底蛛网膜炎、三叉神经节带状疱疹病毒感染等。

一、病因和发病机制

近年来由于显微血管减压术的开展,认为三叉神经痛的病因是邻近血管压迫了三叉神经根所致。绝大部分为小脑上动脉从三叉神经根的上方或内上方压迫了神经根,少数为小脑前下动脉从三叉神经根的下方压迫了神经根。血管对神经的压迫,使神经纤维挤压在一起,逐渐使其发生脱髓鞘改变,从而引起相邻纤维之间的短路现象,轻微的刺激即可形成一系列的冲动通过短路传入中枢,引起一阵阵剧烈的疼痛。

二、临床表现

多发生于 40 岁以上,女略多于男,多为单侧发病。突发闪电样、刀割样、钻顶样、烧灼样剧痛,严格限三叉神经感觉支配区内,伴有面部抽搐,又称“痛性抽搐”,每次发作持续数秒钟至 1~2 分钟即骤然停止,间歇期无任何疼痛。在疲劳或紧张时发作较频。

三、治疗原则

三叉神经痛，无论原发性或继发性，在未明确病因或难以查出病因的情况下均可用药物治疗或封闭治疗，以缓解症状，倘若一旦确诊病因，应针对病因治疗，除非因高龄、身患严重疾病等因素难以接受者或病因去除治疗后仍疼痛发作，可继续采用药物治疗或封闭疗法。若服药不良反应大者亦可先选择封闭疗法。

四、治疗

（一）药物治疗

三叉神经痛的药物治疗，主要用于患者发病初期或症状较轻者。经过一段时间的药物治疗，部分患者可达到完全治愈或症状得到缓解，表现在发作程度减轻、发作次数减少。

目前应用最广泛的、最有效的药物是抗癫痫药。在用药方面应根据患者的具体情况进行具体分析，各药可单独使用，亦可互相联合应用。在采用药物治疗过程中，应特别注意各种药物不良反应，联合应用。在采用药物治疗过程中，应特别注意各种药物不良反应，进行必要的检测，以免发生不良反应。

1.痛痉宁

痛痉宁亦称卡马西平、痛可宁等。该药对三叉神经脊束核及丘脑中央内侧核部位的突触传导有显著的抑制作用。用药达到有效治疗量后多数患者于24 小时内发作性疼痛即消失或明显减轻，文献报道，卡马西平可使 70%以上的患者完全止痛，20%患者疼痛缓解，此药需长期服用才能维持疗效，多数停药后疼痛再现。不少患者服药后疗效有时会逐渐下降，需加大剂量。此药不能根治三叉神经痛，复发者再次服用仍有效。

用法与用量：口服开始时一次 0.1～0.2 g，每天 1～2 次，然后逐日增加0.1 g。每天最大剂量不超过1.6 g，取得疗效后，可逐日逐次地减量，维持在最小有效量。如最大剂量应用 2 周后疼痛仍不消失或减轻时，则应停止服用，改用其他药物或治疗方法。

不良反应有眩晕、嗜睡、步态不稳、恶心，数天后消失，偶有白细胞减少、皮疹，可停药。

2.苯妥英钠

苯妥英钠为一种抗癫痫药，在未开始应用卡马西平之前，该药曾被认为是治疗三叉神经痛的首选药物，本药疗效不如卡马西平，止痛效果不完全，长期使用止痛效果减弱，因此，目前已列为第二位选用药物。

本品主要通过增高周围神经对电刺激的兴奋阈值及抑制脑干三叉神经脊髓束的突触间传导而起作用。其疗效仅次于卡马西平，文献报道有效率为88%～96%，但需长期用药，停药后易复发。

用法与用量：成人开始时每次0.1 g，每天3次口服。如用药后疼痛不见缓解，可加大剂量到每天0.2 g，每天3次，但最大剂量不超过0.8 g/d。取得疗效后再逐渐递减剂量，以最小量维持。肌内注射或静脉注射：一次0.125～0.25 g，每天总量不超过0.5 g。临用时用等渗盐水溶解后方可使用。

不良反应为长期服用该药或剂量过大，可出现头痛、头晕、嗜睡、共济失调以及神经性震颤等。一般减量或停药后可自行恢复。本品对胃有刺激性，易引起厌食、恶心、呕吐及上腹痛等症状。饭后服用可减轻上述症状。长期服用可出现黏膜溃疡，多见于口腔及生殖器，并可引起牙龈增生，同时服用钙盐及抗过敏药可减轻。苯妥英钠并可引起白细胞减少、视力减退等症状。大剂量静脉注射，可引起心肌收缩力减弱、血管扩张、血压下降，严重时可引起心脏传导阻滞，心搏骤停。

3.氯硝西泮

本品为抗癫痫药物，对三叉神经痛也有一定疗效。服药4～12天，血浆药浓度达到稳定水平，为30～60 μg/mL。口服氯硝西泮后，30～60分钟作用逐渐显著，维持6～8小时，一般在最初2周内可达最大效应，其效果次于卡马西平和苯妥英钠。

(1)用法与用量：氯硝安定药效强，开始1 mg/d，分3次服，即可产生治疗效果。而后每3天调整药量0.5～1 mg，直至达到满意的治疗效果，至维持剂量为3～12 mg/d。最大剂量为20 mg/d。

(2)不良反应有嗜睡、行为障碍、共济失调、眩晕、言语不清、肌张力低下等，对肝、肾功能也有一定的损害，有明显肝脏疾病的禁用。

4.山莨菪碱(654-2)

山莨菪碱为从我国特产茄科植物山莨菪中提取的一种生物碱，其作用与阿托品相似，可使平滑肌松弛，解除血管痉挛(尤其是微血管)，同时具有镇痛作用。本药对治疗三叉神经痛有一定疗效，近期效果满意，据文献报道有效率为76.1%～78.4%，止痛时间一般为2～6个月，个别达5年之久。

(1)用法与用量：①口服，每次5～10 mg，每天3次，或每次20～30 mg，每天1次。②肌内注射，每次10 mg，每天2～3次，待疼痛减轻或疼痛发作次数减少后改为每次 10 mg，每天一次。

(2)不良反应有口干、面红、轻度扩瞳、排尿困难、视近物模糊及心率增快等反应。以上反应多在1～3小时内消失，长期用药不会蓄积中毒。有青光眼和心脏病患者忌用。

5.巴氯芬

巴氯芬化学名[β-(P-氯苯基)γ-氨基丁酸]是抑制性神经递质γ氨基丁酸的类似物，临床试验研究表明本品能缓解三叉神经痛。用法：巴氯芬开始每次 10 mg，每天 3 次，隔天增加每天10 mg，直到治疗的第 2 周结束时，将用量递增至每天 60～80 mg。每天平均维持量：单用者为 50～60 mg，与卡马西平或苯妥英钠合用者为 30～40 mg。文献报道，治疗三叉神经痛的近期疗效，巴氯芬与卡马西平几乎相同，但远期疗效不如卡马西平，巴氯芬与卡马西平或苯妥英钠均具有协同作用，且比卡马西平更安全，这一特点使巴氯芬在治疗三叉神经痛方面颇受欢迎。

6.麻黄碱

本品可以兴奋脑啡肽系统，因而具有镇痛作用，其镇痛程度为吗啡的 1/12～1/7。用法：每次 30 mg，肌内注射，每天 2 次。甲状腺功能亢进症(甲亢)、高血压、动脉硬化、心绞痛等患者禁用。

7.硫酸镁

本品在眶上孔或眶下孔注射可治疗三叉神经痛。

8.维生素 B_{12}

文献报道，用大剂量维生素 B_{12}，对治疗三叉神经痛确有较好疗效。方法：维生素 B_{12} 4 000 μg 加维生素 B_1 200 mg 加 2%普鲁卡因 4 mL 对准扳机点做深浅上下左右四点式注药，对放射的始端作深层肌下进药，放射的终点作浅层四点式进药，药量可根据疼痛轻重适量进入。但由于药物作用扳机点可能变位，治疗时可酌情根据变位更换进药部位。

9.哌咪清(匹莫齐特)

据文献报道，用其他药物治疗无效的顽固性三叉神经痛患者本品有效，且其疗效明显优于卡马西平。开始剂量为每天 4 mg，逐渐增加至每天 12～14 mg，分 2 次服用。不良反应以锥体外系反应较常见，亦可有口干、无力、失眠等。

10.维生素 B_1

在神经组织蛋白合成过程中起辅酶作用，参与胆碱代谢，其止痛效果差，只能作为辅助药物。用法与用量：①肌内注射 1 mg/d，每天 1 次，10 天后改为 2～

3 次/周，持续 3 周为 1 个疗程。②三叉神经分支注射，根据疼痛部位可作眶上神经、眶下神经、上颌神经和下颌神经注射。剂量 500～1 000 μg/次，每周 2～3 次。③穴位注射，每次 25～100 μg，每周 2～3 次。常用颊车、下关、四白及阿是穴等。

11.激素

原发性三叉神经痛和继发性三叉神经痛的病例，其病理改变在光镜和电镜下都表现为三叉神经后根有脱髓鞘改变。在临床治疗中发现，许多用卡马西平、苯妥英钠等治疗无效的患者，改用泼尼松、地塞米松等治疗有效。这种激素治疗的原理与治疗脱髓鞘疾病相同，利用激素的免疫抑制作用达到治疗三叉神经痛的目的。由于各学者报告的病例少，只是对一部分卡马西平、苯妥英钠治疗无效者应用有效，其长期效果和机理有待进一步观察。剂量与用量：①泼尼松，每次 5 mg，每天 3 次。②地塞米松，每次 0.75 mg，每天 3 次。注射剂：每支 5 mg，每次 5 mg，每天 1 次，肌内注射或静脉注射。

(二)神经封闭法

神经封闭法主要包括三叉神经半月节及其周围支乙醇封闭术和半月节射频热凝法，其原理是通过乙醇的化学作用或热凝的物理作用于三叉神经纤维，使其发生坏变，从而阻断神经传导达到止痛目的。

1.三叉神经乙醇封闭法

封闭用乙醇一般浓度在 80%左右(因封闭前注入局麻，故常用 98%浓度)。

(1)眶上神经封闭：适用于三叉神经第 1 支痛。方法为患者取坐或卧位，位于眶上缘中内1/3交界处触及切迹，皮肤消毒及局麻后，用短细针头自切迹刺入皮肤直达骨面，找到骨孔后刺入，待患者出现放射痛时，先注入 2%利多卡因 0.5～1 mL，待眶上神经分布区针感消失，再缓慢注入乙醇 0.5 mL 左右。

(2)眶下神经封闭：在眶下孔封闭三叉神经上颌支的眶下神经。适用于三叉神经第 2 支痛(主要疼痛局限在鼻旁、下眼睑、上唇等部位)。方法为：患者取坐或卧位，位于距眶下缘约 1 cm，距鼻中线 3 cm，触及眶下孔，该孔走向与矢状面成 40°～45°角，长约 1 cm，故穿刺时针头由眶下孔做 40°～45°角向外上、后进针，深度不超过 1 cm，患者出现放射痛时，以下操作同眶上神经封闭。

(3)后上齿槽神经封闭：在上颌结节的后上齿槽孔处进行。适用于三叉神经第二支痛(痛区局限在上臼齿及其外侧黏膜者)。方法为：患者取坐或卧位，头转向健侧，穿刺点在颧弓下缘与齿槽嵴成角处，即相当于过眼眶外缘的垂线与颧骨下缘相交点，局部消毒后，先用左手指将附近皮肤向下前方拉紧，继之以4～5 cm

长穿刺针自穿刺点稍向后上方刺入直达齿槽嵴的后侧骨面，然后紧贴骨面缓慢深入 2 cm 左右，即达后上齿槽孔处，先注入 2%利多卡因，后再注入乙醇。

(4)颏神经封闭：在下颌骨的颏孔处进行，适用于三叉神经第三支痛(主要局限在颏部、下唇)。方法为在下颌骨上、下缘间之中点相当于咬肌前缘和颏正中线之间中点找到颏孔，然后自后上方并与皮肤成 45°角向前下进针刺入骨面，插入颏孔，以下操作同眶上神经封闭。

(5)上颌神经封闭：用于三叉神经第二支痛(痛区广泛及眶下神经封闭失效者)。上颌神经主干自圆孔穿出颅腔至翼腭窝。方法常用侧入法：穿刺点位于眼眶外缘至耳道间连线中点下方，穿刺针自该点垂直刺入深约 4 cm，触及翼突板，继之退针 2 cm 左右稍改向前方 15°角重新刺入，滑过翼板前缘，再深入 0.5 cm 即入翼胯窝内，患者有放射痛时，回抽无血后，先注入 2%利多卡因，待上颌部感觉麻后，注入乙醇 1 mL。

(6)下颌神经封闭：用于三叉神经第 3 支痛(痛区广泛及眶下神经封闭失效者)。下颌神经主干自卵圆孔穿出。方法常用侧入法，穿刺点同上颌神经穿刺点，垂直进针达翼突板后，退针 2 cm 再改向上后方15°角进针，患者出现放射痛后，注药同上颌神经封闭。

(7)半月神经节封闭：用于三叉神经 2、3 支痛或 1、2、3 支痛，方法常用前入法：穿刺点在口角上方及外侧约 3 cm 处，自该点进针，方向后、上、内即正面看应对准向前直视的瞳孔，从侧面看朝颧弓中点，约进针 5 cm 处达颅底触及试探，当刺入卵圆孔时，患者即出现放射痛(下颌区)，则再推进 0.5 cm，上颌部亦出现剧痛即确入半月节内。回抽无血、无脑脊液，先注入 2%利多卡因0.5 mL同侧面部麻木后，再缓慢注入乙醇 0.5 mL。

以上乙醇封闭法的治疗效果差异较大，短者数月，长者可达数年。复发者可重复封闭，但难以根治。

2.三叉神经半月节射频热凝法

该法首先由 Sweat(1974)提出，它通过穿刺半月节插入电极后用电刺激确定电极位置，从而有选择地用射频温控定量灶性破坏法，达到止痛目的。方法如下。

(1)半月节穿刺：同半月节封闭术。

(2)电刺激：穿入成功后，插入电极通入 0.2～0.3 V，用 50～75 w/s 的方波电流，这时患者感觉有刺激区的蚁行感。

(3)射频温探破坏：电刺激准确定位后，打开射频发生器，产生射频电场，此时为进一步了解电极位置，可将温度控制在 42～44 ℃，这种电流可造成可逆性损伤并刺激产生疼痛，一旦电极位置无误，则可将温度增高，每次 5 ℃，增高至 60～80 ℃，每次 30～60 秒，在破坏第 1 支时，则稍缓慢加热并检查角膜反射。此方法有效率为 85%左右，但仍会复发，不能根治。

3.三叉神经痛的 γ 刀放射疗法

1991 年，有学者利用 MRI 定位像输入 HP-9000 计算机，使用 Gamma plan 进行定位和定量计算，选择三叉神经感觉根进脑干区为靶点照射，达到缓解症状目的，其疗效尚不明确。

五、护理

(一)护理评估

1.健康史评估

(1)原发性三叉神经痛是一种病因尚不明确的疾病。但三叉神经痛可继发于脑桥、小脑脚占位病变压迫三叉神经以及多发硬化等所致。因此，应询问患者是否患有多发硬化，检查有无占位性病变，每次面部疼痛有无诱因。

(2)评估患者年龄。此病多发生于中老年人。40 岁以上起病者占 70%～80%，女略多于男比例为 3∶1。

2.临床观察与评估

(1)评估疼痛的部位、性质、程度、时间。通常疼痛无预兆，大多数人单侧，开始和停止都很突然，间歇期可完全正常。发作表现为电击样、针刺样、刀割样或撕裂样的剧烈疼痛，每次数秒至2 分钟。疼痛以面颊、上下颌及舌部最为明显；口角、鼻翼、颊部和舌部为敏感区。轻触即可诱发，称为扳机点；当碰及触发点如洗脸、刷牙时疼痛发作。或当因咀嚼、呵欠和讲话等引起疼痛。以致患者不敢做这些动作。表现为面色憔悴、精神抑郁和情绪低落。

(2)严重者伴有面部肌肉的反复性抽搐、口角牵向患侧，称为痛性抽搐。并可伴有面部发红、皮温增高、结膜充血和流泪等。严重者可昼夜发作，夜不成眠或睡后痛醒。

(3)病程可呈周期性。每次发作期可为数天、数周或数月不等；缓解期亦可数天至数年不等。病程越长，发作越频繁越重。神经系统检查一般无阳性体征。

(4)心理评估。使用焦虑量表评估患者的焦虑程度。

(二)患者问题

1.疼痛

主要由于三叉神经受损引起面颊、上颌、下颌及舌疼痛。

2.焦虑

与疼痛反复、频繁发作有关。

(三)护理目标

(1)患者自感疼痛减轻或缓解。

(2)患者述舒适感增加,焦虑症状减轻。

(四)护理措施

1.治疗护理

(1)药物治疗:原发性三叉神经痛首选卡马西平治疗。其不良反应为头晕、嗜睡、口干、恶心、皮疹、再生障碍性贫血、肝功能损害、智力和体力衰弱等。护理者必须注意观察,每1～2个月复查肝功和血常规。偶有皮疹、肝功能损害和白细胞减少,需停药;也可按医师建议单独或联合使用苯妥英钠、氯硝西泮、巴氯芬、野木瓜等治疗。

(2)封闭治疗:三叉神经封闭是注射药物于三叉神经分支或三叉神经半月节上,阻断其传导,导致面部感觉丧失,获得一段时间的止痛效果。注射药物有无水乙醇、甘油等。封闭术的止痛效果往往不够满意,远期疗效较差,还有可能引起角膜溃疡、失明、脑神经损害、动脉损伤等并发症。且对三叉神经第一支疼痛不适用。但对全身状况差不能耐受手术的患者、鉴别诊断以及为手术创造条件的过渡性治疗仍有一定的价值。

(3)经皮选择性半月神经节射频电凝治疗:在X线监视下或经CT导向将射频电极针经皮插入半月神经节,通电加热至65～75 ℃维持1分钟,可选择性地破坏节后无髓鞘的传导痛温觉的Aβ和C细纤维,保留有髓鞘的传导触觉的Aα和粗纤维,疗效可达90%以上,但有面部感觉异常、角膜炎、咀嚼无力、复视和带状疱疹等并发症。长期随访复发率为21%～28%,但重复应用仍有效。本方法尤其适用于年老体弱不适合手术治疗的患者、手术治疗后复发者以及不愿意接受手术治疗的患者。

射频电凝治疗后并发症的观察护理:观察患者的恶心、呕吐反应,随时处理污物,遵医嘱补液补钾;询问患者有无局部皮肤感觉减退,观察其是否有同侧角膜反射迟钝、咀嚼无力、面部异样不适感觉。并注意给患者进餐软食,洗脸水温要适宜。如有术中穿刺方向偏内、偏深误伤视神经引起视力减退、复视等并发症,应积极遵医嘱给予治疗并防止患者活动摔伤、碰伤。

(4)外科治疗:①三叉神经周围支切除及抽除术,两者手术较简单,因神经再生而容易复发，故有效时间短，目前较少采用，仅限于第一支疼痛者姑息使用。②三叉神经感觉根切断术，经枕下入路三叉神经感觉根切断术，三叉神经痛均适用此种入路，手术操作较复杂，危险性大，术后反应较多，但常可发现病因，可很好保护运动根及保留部分面部和角膜触觉，复发率低，至今仍广泛使用。③三叉神经脊束切断术，此手术危险性太大，术后并发症严重，现很少采用。④微血管减压术，已知有85%～96%的三叉神经痛患者是由于三叉神经根存在血管压迫所致，用手术方法将压迫神经的血管从三叉神经根部移开，疼痛则会消失，这就是微血管减压术，因为微血管减压术是针对三叉神经痛的主要病因进行治疗，去除血管对神经的压迫后，约90%的患者疼痛可以完全消失，面部感觉完全保留，而达到根治的目的，微血管减压术可以保留三叉神经功能，运用显微外科技术进行手术，减小了手术创伤，很少遗留永久性神经功能障碍，术中手术探查可以发现引起三叉神经痛的少见病因，如影像学未发现的小肿瘤、蛛网膜增厚及粘连等，因而成为原发性三叉神经痛的首选手术治疗方法。

三叉神经微血管减压术的手术适应证：正规药物治疗一段时间后，药物效果不明显或疗效明显减退的患者；药物过敏或严重不良反应不能耐受；疼痛严重，影响工作、生活和休息者。

微血管减压术治疗三叉神经痛的临床有效率为90%～98%，影响其疗效的因素很多，其中压迫血管的类型、神经受压的程度及减压方式的不同对其临床治疗和预后的判断有着重要的意义。微血管减压术治疗三叉神经痛也存在5%～10%的复发率，不同术者和手术方法的不同差异很大。研究表明，患者的性别、年龄、疼痛的支数、疼痛部位、病程、近期疗效及压迫血管的类型可能与复发存在一定的联系。导致三叉神经痛术后复发的主要原因：①病程大于8年；②静脉为压迫因素；③术后无即刻症状消失者。三叉神经痛复发最多见于术后2年内，2年后复发率明显降低。

2.心理支持

由于本病为突然发作的反复的阵发性剧痛，易出现精神抑郁和情绪低落等表现，护士应关心、理解、体谅患者，帮助其减轻心理压力，增强战胜疾病的信心。

3.健康教育

指导患者生活有规律，合理休息、娱乐；鼓励患者运用指导式想象、听音乐、阅读报刊等分散注意力，消除紧张情绪。

第七节 帕金森病

帕金森病由 James Parkinson(1817 年)首先描述,旧称震颤麻痹,是发生于中年以上的中枢神经系统慢性进行性变性疾病,病因至今不明,多缓慢起病,逐渐加重。其病变主要在黑质和纹状体。其他疾病累及锥体外系统也可引起同样的临床表现者,则称为震颤麻痹综合征或帕金森综合征。65 岁以上人群患病率为 1 000/10 万,随年龄增高,男性稍多于女性。

一、临床表现

(一)震颤

肢体和头面部不自主抖动,这种抖动在精神紧张时和安静时尤为明显,病情严重时抖动呈持续性,只有在睡眠后消失。

(二)肌肉僵直,肌张力增高

表现手指伸直,掌指关节屈曲,拇指内收,腕关节伸直,头前倾,躯干俯屈,髋关节和膝关节屈曲等特殊姿势。

(三)运动障碍

运动减少,动作缓慢,写字越写越小,精细动作不能完成,开步困难,慌张步态,走路前冲,呈碎步,面部缺乏表情。

(四)其他症状

多汗、便秘,油脂脸,直立性低血压,精神抑郁症状等,部分患者伴有智力减退。

二、体格检查

(一)震颤

检查可发现静止性、姿势性震颤,手部可有搓丸样动作。

(二)肌强直

患肢肌张力增高,可因均匀的阻力而出现“铅管样强直”,如伴有震颤则似齿轮样转动,称为“齿轮样强直”。四肢躯干颈部和面部肌肉受累出现僵直,患者出现特殊姿态。

(三)运动障碍

平衡反射、姿势反射和翻正反射等障碍以及肌强直导致的一系列运动障碍，写字过小症以及慌张步态等。

(四)自主神经系统体征

仅限于震颤一侧的大量出汗和皮脂腺分泌增加等体征，食管、胃及小肠的功能障碍导致吞咽困难和食管反流，以及顽固性便秘等。

三、辅助检查

(一)MRI

唯一的改变为在 T_2 相上呈低信号的红核和黑质网状带间的间隔变窄。

(二)正电子发射计算机断层扫描(PET)

可检出纹状体摄取功能下降，其中又以壳核明显，尾状核相对较轻，即使症状仅见于单侧的患者也可查出双侧纹状体摄取功能降低。尚无明确症状的患者，PET 若检出纹状体的摄取功能轻度下降或处于正常下界，以后均发病。

四、诊断

(一)诊断思维

(1)帕金森病实验室检查及影像学检查多无特殊异常，临床诊断主要依赖发病年龄、典型临床症状及治疗性诊断(即应用左旋多巴有效)。

(2)帕金森病诊断明确后，还须进行 UPDRS 评分及分级，来评判帕金森病的严重程度并指导下步治疗。

(二)鉴别诊断

1.脑炎后帕金森综合征

通常所说的昏睡性脑炎所致帕金森综合征，已近 70 年未见报道，因此该脑炎所致脑炎后帕金森综合征也随之消失。近年报道病毒性脑炎患者可有帕金森样症状，但本病有明显感染症状，可伴有脑神经麻痹、肢体瘫痪、抽搐、昏迷等神经系统损害的症状，脑脊液可有细胞数轻中度增高、蛋白增高、糖减低等。病情缓解后其帕金森样症状随之缓解，可与帕金森病鉴别。

2.肝豆状核变性

隐性遗传性疾病、约 1/3 有家族史，青少年发病、可有肢体肌张力增高、震颤、面具样脸、扭转痉挛等锥体外系症状。具有肝脏损害，角膜 K-F 环及血清铜蓝蛋白降低等特征性表现,可与帕金森病鉴别。

3.特发性震颤

特发性震颤属显性遗传病,表现为头、下颌、肢体不自主震颤,震颤频率可高可低,高频率者甚似甲状腺功能亢进,低频者甚似帕金森震颤。本病无运动减少、肌张力增高及姿势反射障碍,并于饮酒后消失,普萘洛尔治疗有效等,可与原发性帕金森病鉴别。

4.进行性核上性麻痹

本病也多发于中老年,临床症状可有肌强直、震颤等锥体外系症状。但本病有突出的眼球凝视障碍、肌强直以躯干为重、肢体肌肉受累轻而较好的保持了肢体的灵活性、颈部伸肌张力增高致颈项过伸与帕金森病颈项屈曲显然不同,均可与帕金森病鉴别。

5.Shy-Drager 综合征

临床常有锥体外系症状,但因有突出的自主神经症状,如:晕厥、直立性低血压、性功能及膀胱功能障碍,左旋多巴制剂治疗无效等,可与帕金森病鉴别。

6.药物性帕金森综合征

过量服用利血平、氯丙嗪、氟哌啶醇及其他抗抑郁药物均可引起锥体外系症状,因有明显的服药史,并于停药后减轻可资鉴别。

7.良性震颤

良性震颤指没有脑器质性病变的生理性震颤(肉眼不易觉察)和功能性震颤。功能性震颤包括:①生理性震颤加强(肉眼可见),多呈姿势性震颤,与肾上腺素能的调节反应增强有关;也见于某些内分泌疾病,如嗜铬细胞瘤、低血糖、甲状腺功能亢进;②可卡因和乙醇中毒以及一些药物的不良反应,癔症性震颤,多有心因性诱因,分散注意力可缓解震颤;③其他如情绪紧张时和做精细动作时出现的震颤。良性震颤临床上无肌强直、运动减少和姿势异常等帕金森病的特征性表现。

五、治疗

(一)一般治疗

因本病的临床表现为震颤、强直、运动障碍、便秘和生活不能自理,故家属及医务人员应鼓励 PD 早期患者多做主动运动,尽量继续工作,培养业余爱好,多吃蔬菜水果或蜂蜜,防止摔跤,避免刺激性食物和烟酒。对晚期卧床患者,应勤翻身,多在床上做被动运动,以防发生关节固定、压疮及坠积性肺炎。

(二)药物治疗

PD宜首选内科治疗,多数患者可通过内科药物治疗缓解症状。

各种药物治疗虽能使患者的症状在一定时期内获得一定程度的好转,但皆不能阻止本病的自然发展。药物治疗必须长期坚持,而长期服药则药效减退和不良反应难以避免。虽然有相当一部分患者通过药物治疗可获得症状改善,但即使目前认为效果较好的左旋多巴或复方多巴(美多芭及信尼麦),也有15%左右患者根本无效。用于治疗本病的药物种类繁多,现今最常用者仍为抗胆碱能药和多巴胺替代疗法。

1.抗胆碱能药物

该类药物最早用于Parkinson病的治疗,常用者为苯海索2 mg,每天3次口服,可酌情增加;东莨菪碱0.2 mg,每天3～4次口服;甲磺酸苯扎托品2～4 mg,每天1～3次口服等。因甲磺酸苯扎托品对周围副交感神经的阻滞作用,不良反应多,应用越来越少。

2.多巴胺替代疗法

此类药物主要补充多巴胺的不足,使乙酰胆碱-多巴胺系统重获平衡而改善症状。最早使用的是左旋多巴,但其可刺激外周多巴胺受体,引起多方面的外周不良反应,如恶心、呕吐、厌食等消化道症状和血压降低、心律失常等心血管症状。目前不主张单用左旋多巴治疗,用它与苄丝肼或卡比多巴的复合制剂。常用的药物有美多芭、息宁或帕金宁。

(1)美多芭是左旋多巴和苄丝肼4∶1配方的混合剂。对病变早期的患者,开始剂量可用62.5 mg,日服3次。如患者开始治疗时症状显著,则开始剂量可为125 mg,每天3次;如效果不满意,可在第2周每天增加125 mg,第3周每天再增加125 mg。如果患者的情况仍不满意,则应每隔1周每天再增加125 mg。如果美多芭的日剂量>1 000 mg,需再增加剂量只能每月增加1次。该药明显减少了左旋多巴的外周不良反应,但却不能改善其中枢不良反应。

(2)息宁是左旋多巴和卡比多巴10∶1的复合物,开始剂量可用125 mg,日服2次,以后根据病情逐渐加量。其加药的原则和上述美多芭的加药原则是一致的。帕金宁是左旋多巴和卡比多巴10∶1的复合物的控释片,它可使左旋多巴血浓度更稳定并达4～6小时,有利于减少左旋多巴的剂末现象、开始现象和剂量高峰多动现象。但是,控释片也有一些缺陷,如起效慢,并且由于在体内释放缓慢,有可能在体内产生蓄积作用,反而有时出现异动症的现象,改用美多芭后消失。

3.多巴胺受体激动剂

多巴胺受体激动剂能直接激动多巴胺能神经细胞突触受体，刺激多巴胺释放。

(1)溴隐亭：最常用，对震颤疗效好，对运动减少和强直均不及左旋多巴，常用剂量维持量为每天15～40 mg。

(2)协良行：患者使用时应逐步增加剂量，以达到不出现或少出现不良反应的目的。一般来讲，增加到每天 0.3 mg 是比较理想的剂量，但对于个别早期的患者，可能并不需要增加到这个剂量，那么可以在你认为合适的剂量长期服用而不再增加。如果效果不理想，还可以根据病情的需要及对药物的耐受情况，每隔 5 天增加 0.025 mg 或 0.05 mg。

(3)泰舒达：使用剂量是每天 100～200 mg。可以从小剂量每天 50 mg 开始，可逐渐增加剂量。在帕金森病的早期，可以单独使用泰舒达治疗帕金森病，剂量最大可增加至每天 150 mg。如果和左旋多巴合并使用，剂量可以维持在每天 50～150 mg。一般每使用 250 mg 左旋多巴，可考虑合并使用泰舒达 50 mg 左右。

(三)外科手术治疗

1.立体定向手术治疗

立体定向手术包括脑内核团毁损、慢性电刺激和神经组织移植。

(1)脑内核团毁损。①第一次手术适应证：长期服药治疗无效或药物治疗不良反应严重者；疾病进行性缓慢发展已超过 3 年以上；年龄在 70 岁以下；工作能力和生活能力受到明显限制(按 Hoehn 和 Yahr 分级为Ⅱ～Ⅳ级)；术后短期复发，同侧靶点再手术。②第二次对侧靶点毁损手术适应证：第一次手术效果好，术后震颤僵直基本消失，无任何并发症者；手术近期疗效满意并保持在 12 个月以上；年龄在 70 岁以下；两次手术间隔时间要 1 年；目前无明显自主神经功能紊乱症状或严重精神症状，病情仍维持在Ⅱ～Ⅳ级。禁忌证：症状很轻，仍在工作者；年老体弱；出现严重关节挛缩或有明显精神障碍；严重的心、肝、肾功能不全，高血压脑动脉硬化者或有其他手术禁忌者。

(2)脑深部慢性电刺激(DBS)：目前 DBS 最常用的神经核团为丘脑腹中间核(VIM)，丘脑底核(STN)和苍白球腹后部(PVP)。

慢性刺激术控制震颤的效果优于丘脑腹外侧核毁损术，后者发生并发症也常影响手术的成功。通过改变刺激参数可减少不必要的不良反应，远期疗效可靠。该法尚可用于非帕金森性震颤，如多发硬化和创伤后震颤。

丘脑底核(STN)也是刺激术时选用的靶点。有学者报道应用此方法观察治疗一例运动不能的 PD 患者。靶点定位方法为脑室造影,并参照立体定向脑图谱,同时根据慢性电极刺激和电生理记录进行调整。发现神经元活动自发增多的区域位于 AC-PC 平面下 2～4 mm,AC-PC 线中点旁 10 mm。对该处进行 130 Hz刺激,可立即缓解运动不能症状(主要在对侧肢体),但不诱发半身舞蹈症等运动障碍。上述观察表明,对 STN 进行慢性电刺激可用于治疗运动严重障碍的 PD 患者。

2.脑细胞移植和基因治疗

帕金森病脑细胞移植术和基因治疗已在动物实验上取得很大成功,但最近临床研究显示,胚胎脑移植只能轻微改善 60 岁以下患者的症状,并且 50%的患者在手术后出现不随意运动的不良反应,因此,目前此手术还不宜普遍采用。基因治疗还停留在实验阶段。

六、护理

(一)护理评估

1.健康史评估

(1)询问患者职业,农民的发病率较高,主要是他们与杀虫剂、除草剂接触有关。

(2)评估患者家族中有无患此病的人,PD 与家族遗传有关,患者的家族发病率为 7.5%～94.5%。

(3)评估患者居住、生活、工作的环境,农业环境中神经毒物(杀虫剂、除草剂),工业环境中暴露重金属等是 PD 的重要危险因素。

2.临床观察评估

帕金森病常为 50 岁以上的中老年人发病,发病年龄平均为 55 岁,男性稍多,起病缓慢,进行性发展,首发症状多为动作不灵活与震颤,随着病程的发展,可逐渐出现下列症状和体征。

(1)震颤:常为首发症状,多由一侧上肢远端(手指)开始,逐渐扩展到同侧下肢及对侧肢体,下颌、口唇、舌及头部通常最后受累,典型表现是静止性震颤,拇指与屈曲的食指间呈“搓丸样”动作,安静或休息时出现或明显,随意运动时减轻或停止,紧张时加剧,入睡后消失。

(2)肌强直:肌强直表现为屈肌和伸肌同时受累,被动运动关节时始终保持增高的阻力,类似弯曲软铅管的感觉,故称“铅管样强直”;部分患者因伴有震颤,检查时可感到在均匀掌的阻力中出现断续停顿，如同转动齿轮感，称为“齿轮样强直”，是由于肌强直与静止性震颤叠加所致。

(3)运动迟缓：表现为随意动作减少，包括行动困难和运动迟缓，并因肌张力增高，姿势反射障碍而表现一系列特征性运动症状，如起床、翻身、步行、方向变换等运动迟缓；面部表情肌活动减少，常常双眼凝视，瞬目运动减少，呈现“面具”脸；手指做精细动作如扣钮、系鞋带等困难；书写时字越写越小，呈现“写字过小征”。

(4)姿势步态异常：站立时呈屈曲体姿，步态障碍甚为突出，患者自坐位、卧位起立困难，迈步后即以极小的步伐向前冲去，越走越快，不能及时停步或转弯，称慌张步态。

(5)其他症状：反复轻敲眉弓上缘可诱发眨眼不止。口、咽、腭肌运动障碍，讲话缓慢，语音低沉、单调，流涎，严重时可有吞咽困难。还有顽固性便秘、直立性低血压等；睡眠障碍；部分患者疾病晚期可出现认知功能减退、抑郁和视幻觉等，但常不严重。

3.诊断性检查评估

(1)头颅 CT：CT 可显示脑部不同程度的脑萎缩表现。

(2)生化检测：采用高效液相色谱(HPLC)可检测到脑脊液和尿中 HVA 含量降低。

(3)基因检测：DNA 印迹技术、PCR、DNA 序列分析等在少数家族性 PD 患者可能会发现基因突变。

(4)功能显像检测：采用 PET 或 SPECT 与特定的放射性核素检测，可发现 PD 患者脑内 DAT 功能显著降低，且疾病早期即可发现，D_2 型 DA 受体(D_2R)活性在疾病早期超敏、后期低敏，以及 DA 递质合成减少，对 PD 的早期诊断、鉴别诊断及病情进展监测均有一定的价值。

(二)护理问题

1.运动障碍

帕金森病患者由于其基底核或黑质发生病变，以致负责运动的锥体外束发生功能障碍，患者运动的随意肌失去了协调与控制，产生运动障碍并随之带来一定的意外伤害。

(1)跌倒：震颤、关节僵硬、动作迟缓，协调功能障碍常是患者摔倒的原因。

(2)误吸：舌头、唇、颈部肌肉和眼睑亦有明显的震颤及吞咽困难。

2.营养摄取不足

患者常因手、头不自主的震颤，进食时动作太慢，常常无法独立吃完一顿饭，以致未能摄取日常所需热量,因此,约有70%的患者有体重减轻的现象。

3.便秘

由于药物的不良反应、缺乏运动、胃肠道中缺乏唾液(因吞咽能力丧失,唾液由口角流出),液体摄入不足及肛门括约肌无力,所以大多数患者有便秘。

4.尿潴留

吞咽功能障碍以致水分摄取不足,贮存在膀胱的尿液不足200 mL则不会有排尿的冲动感;排尿括约肌无力引起尿潴留。

5.精神障碍

疾病使患者协调功能不良、顺口角流唾液,而且又无法进行日常生活的活动,因此患者会有心情抑郁、产生敌意、罪恶感或无助感等情绪反应。由于外观的改变,有些患者还会发生因自我形象的改变而造成与社会隔离的问题。

(三)护理目标

(1)患者未发生跌倒或跌倒次数减少。

(2)患者有足够的营养,患者进食水时不发生呛咳。

(3)患者排便能维持正常。

(4)患者能维持部分自我照顾的能力。

(5)患者及家属的焦虑症状减轻。

(四)护理措施

1.安全护理

(1)安全配备:由于患者行动不便,在病房楼梯两旁、楼道、门把附近的墙上,增设沙发或木制的扶手,以增加患者开、关门的安全性;配置牢固且高度适中的座厕、沙发或椅。以利于患者坐下或站起,并在厕所、浴室增设可供扶持之物,使患者排便及穿脱衣服方便;应给患者配置助行器辅助设备;呼叫器置于患者床旁,日常生活用品放在患者伸手可及处。

(2)定时巡视:主动了解患者的需要,既要指导和鼓励患者增强自我照顾能力,做力所能及的事情,又要适当协助患者洗漱、进食、沐浴、如厕等。

(3)防止患者自伤:患者动作笨拙,常有失误,应谨防其进食时烫伤。端碗持筷困难者,尽量选择不易打碎的不锈钢餐具,避免使用玻璃和陶瓷制品。

2.饮食护理

(1)增加饮食中的热量、蛋白质的含量及容易咀嚼的食物;吃饭少量多餐。定时监测体重变化;在饮食中增加纤维与液体的摄取,以预防便秘。

(2)进食时，营造愉快的气氛，因患者吞咽困难及无法控制唾液，所以有的患者喜欢单独进食；应将食物事先切成小块或磨研，并给予粗大把手的叉子或汤匙，使患者易于把持；给予患者充分的进食时间，若进食中食物冷却了，应予以温热。

(3)吞咽障碍严重者，吞咽可能极为困难，在进食或饮水时有呛咳的危险，而造成吸入性肺炎，故不要勉强进食，可改为鼻饲喂养。

3.保持排便畅通

给患者摄取足够的营养与水分，并教导患者解便与排尿时，吸气后闭气，利用增加腹压的方法解便与排尿。另外，依患者的习惯，在进食后半小时应试着坐于马桶上排便。

4.运动护理

告之患者运动锻炼的目的在于防止和推迟关节僵直和肢体挛缩，与患者和家属共同制订锻炼计划，以克服运动障碍的不良影响。

(1)尽量参与各种形式的活动，如散步、太极拳、床边体操等。注意保持身体和各关节的活动强度与最大活动范围。

(2)对于已出现某些功能障碍或坐起已感到困难的患者，要有目的有计划地锻炼。告诉患者知难而退或由他人包办只会加速功能衰退。如患者感到坐立位变化有困难，应每天做完一般运动后，反复练习起坐动作。

(3)必须指导患者注意姿势，以预防畸形。应小心观察头与颈部是否有弯曲的倾向。正确姿势有助于头、颈直立。躺于床上时，不应垫枕头，且患者应定期俯卧。

(4)本病常使患者起步困难和步行时突然僵住，因此嘱患者步行时思想要放松。尽量跨大步伐；向前走时脚要抬高，双臂摆动，目视前方而不要注视地面；转弯时，不要碎步移动，否则会失去平衡；护士和家属在协助患者行走时，不要强行拖着患者走；当患者感到脚黏在地上时，可告诉患者先向后退一步，再往前走，这样会比直接向前容易。

(5)过度震颤者让他坐在有扶手的椅子上，手抓着椅臂，可以稍加控制震颤。

(6)晚期患者出现显著的运动障碍时。要帮助患者活动关节，按摩四肢肌肉，注意动作轻柔，勿给患者造成疼痛。

(7)鼓励患者尽量试着独立完成日常生活的活动，自己安排娱乐活动，培养兴趣。

(8)让患者穿轻便宽松的衣服，可减少流汗与活动的束缚。

5.合并抑郁症的护理

帕金森病患者的抑郁与帕金森疾病程度呈正相关，即患者的运动障碍越重对其神经心理的影响越严重。在护理患者时要教会患者一些心理调适技巧：重视自己的优点和成就；尽量维持过去的兴趣和爱好，积极参加文体活动，寻找业余爱好；向医师、护士及家人倾诉内心想法，疏泄郁闷，获得安慰和同情。

6.睡眠异常的护理

（1）创造良好的睡眠环境：建议患者要有舒适的睡眠环境，如室温和光线适宜；床褥不宜太软，以免翻身困难；为运动过缓和僵直较重的患者提供方便上下床的设施；卧室内放尿壶及便器，有利于患者夜间如厕等。避免在有限的睡眠时间内实施影响患者睡眠的医疗护理操作，必须进行的治疗和护理操作应穿插于患者的自然觉醒时，以减少被动觉醒次数。

（2）睡眠卫生教育：指导患者养成良好的睡眠习惯和方式，建立比较规律的活动和休息时间表。

（3）睡眠行为干预：①刺激控制疗法。只在有睡意时才上床；床及卧室只用于睡眠，不能在床上阅读、看电视或工作；若上床 15～20 分钟不能入睡，则应考虑换别的房间，仅在又有睡意时才上床（目的是重建卧室与睡眠间的关系）；无论夜间睡多久，清晨应准时起床；白天不打瞌睡。②睡眠限制疗法。教导患者缩短在床上的时间及实际的睡眠时间，直到允许躺在床上的时间与期望维持的有效睡眠时间一样长。当睡眠效率超过 90％时，允许增加 15～20 分钟卧床时间。睡眠效率低于 80％，应减少 15～20 分钟卧床时间。睡眠效率 80％～90％，则保持卧床时间不变。最终，通过周期性调整卧床时间直至达到适度的睡眠时间。③依据睡眠障碍的不同类型和药物的半衰期遵医嘱有的放矢地选择镇静催眠药物。并主动告知患者及家属使用镇静催眠药的原则，即最小剂量、间断、短期用药，注意停药反弹、规律停药等。

7.治疗指导

药物不良反应的观察如下。

（1）遵医嘱准时给药，预防或减少“开关”现象、剂末现象、异动症的发生。

（2）药物治疗初起可出现胃肠不适，表现为恶心、呕吐等，有些患者可出现幻觉。但这些不良反应可以通过逐步增加剂量或降低剂量的办法得到克服。特别值得指出的是，有一部分患者过分担心药物的不良反应，表现为尽量推迟使用治疗帕金森病的药物，或过分地减少药物的服用量，这不仅对疾病的症状改善没有好处，长期如此将导致患者的心、肺、消化系统等出现严重问题。

(3)精神症状:服用苯海索、金刚烷胺药物后,患者易出现幻觉,当患者表述一些离谱事时,护士应考虑到是服药引起的幻觉,立即报告医师,遵医嘱给予停药或减药,以防其发生意外。

8.功能神经外科手术治疗护理

(1)手术方法:外科治疗方法目前主要有神经核团细胞毁损手术与脑深部电刺激器埋置手术两种方式。原理是为了抑制脑细胞的异常活动,达到改善症状的目的。

(2)手术适应证:诊断明确的原发性帕金森病患者都是手术治疗的适合人群,尤其是对左旋多巴(美多芭或息宁)长期服用以后疗效减退,出现了“开关”波动现象、异动症和“剂末”恶化效应的患者。

(3)手术并发症:因手术靶点的不同,会有不同的并发症。苍白球腹后部(PVP)切开术可能出现偏盲或视野缺损,丘脑腹外侧核(VIM)毁损术可出现感觉异常如嘴唇、指尖麻木等,丘脑底核(STN)毁损术可引起偏瘫。

(4)手术前护理。①术前教育:相关知识教育。②术前准备:术前一天头颅备皮;对术中术后应用的抗生素遵医嘱做好皮试;嘱患者晚 12∶00 后开始禁食水、药;嘱患者清洁个人卫生,并在术前晨起为患者换好干净衣服。③术前 30 分钟给予患者术前哌替啶 25 mg 肌内注射;并将一片美多芭备好交至接手术者以便术后备用。④患者离病房后为其备好麻醉床、无菌小巾、一次性吸痰管、心电监护。

(5)手术后护理。①交接患者:术中是否顺利、有无特殊情况发生、术后意识状态、伤口的引流情况等。②安置患者于麻醉床上,头枕于无菌小巾上,取平卧位,嘱患者卧床 2 天,减少活动,以防诱发颅内出血;嘱患者禁食、水、药 6 小时后逐渐改为流食、半流食、普通饮食。③术后治疗效果观察:原有症状改善情况并记录。④术后并发症的观察:术后患者会出现脑功能障碍、脑水肿、颅内感染、颅内出血等并发症。因此术后严密观察患者神志、瞳孔变化,有无高热、头疼、恶心、呕吐等症状;有无偏盲、视野变窄及感知觉异常;观察患者伤口有无出血及分泌物等。⑤心电监测、颅脑监测 24 小时,低流量吸氧 6 小时。

9.给予患者及家属心理的支持

对于心情抑郁的患者,应鼓励其说出对别人依赖感的感受。对于怀有敌意、罪恶感或无助感的患者,应给予帮助与支持,提供良好的照顾。寻找患者有兴趣的活动,鼓励患者参与。

10.健康教育

(1)指导术后服药,针对手术的患者,要让患者认识到手术虽然改善运动障碍，但体内多巴胺缺乏客观存在，仍需继续服药。

(2)指导日常生活中的运动训练告知患者运动锻炼的目的在于防止和推迟关节僵直和肢体挛缩，与患者和家属共同制订锻炼计划，以克服运动障碍的不良影响。①关节活动度的训练：脊柱、肩、肘、腕、指、髋、膝、踝及趾等各部位都应进行活动度训练。对于脊柱，主要进行前屈后伸、左右侧屈及旋转运动。②肌力训练：上肢可进行哑铃操或徒手训练；下肢股四头肌的力量和膝关节控制能力密切相关，可进行蹲马步或反复起坐练习；腰背肌可进行仰卧位的桥式运动或俯卧位的燕式运动；腹肌力量较差行仰卧起坐训练。③姿势转换训练：必须指导患者注意姿势，以预防畸形。应小心观察头与颈部是否有弯曲的倾向。正确姿势有助于头、颈直立。躺于床上时，不应垫枕头，且患者应定期俯卧，注意翻身、卧位转为坐位、坐位转为站位训练。④重心转移和平衡训练：训练坐位平衡时可让患者重心在两臀间交替转移，也可训练重心的前后移动；训练站立平衡时双足分开5～10 cm，让患者从前后方或侧方取物，待稳定后便可突然施加推或拉外力，最好能诱发患者完成迈步反射。⑤步行步态训练：对于下肢起步困难者，最初可用脚踢患者的足跟部向前，用膝盖推挤患者腘窝使之迈出第一步，以后可在患者足前地上放一矮小障碍物，提醒患者迈过时方能起步。抬腿低可进行抬高腿练习，步距短的患者行走时予以提醒；步频快则应给予节律提示。对于上下肢动作不协调的患者，一开始嘱患者做一些站立相的两臂摆动，幅度可较大；还可站于患者身后，两人左、右手分别共握一根体操棒，然后喊口令一起往前走，手的摆动频率由治疗师通过体操棒传给患者。⑥让患者穿轻便宽松的衣服，可减少流汗与活动的束缚。

第八节 面神经炎

面神经炎又称Bell麻痹，是面神经在茎乳孔以上面神经管内段的急性非化脓性炎症。

一、病因

病因不明，一般认为面部受冷风吹袭、病毒感染、自主神经功能紊乱造成面神经的营养微血管痉挛，引起局部组织缺血、缺氧所致。近年来也有认为可能是一种免疫反应。膝状神经节综合征则系带状疱疹病毒感染,使膝状神经节及面神经发生炎症所致。

二、临床表现

无年龄和性别差异,多为单侧,偶见双侧,多为吉兰-巴雷综合征。发病与季节无关,通常急性起病,数小时至 3 天达到高峰。病前 1～3 天患侧乳突区可有疼痛。同侧额纹消失,眼裂增大,闭眼时,眼睑闭合不全,眼球向外上方转动并露出白色巩膜,称 Bell 现象。病侧鼻唇沟变浅,口角下垂。不能做噘嘴和吹口哨动作,鼓腮时病侧口角漏气,食物常滞留于齿颊之间。

若病变波及鼓索神经,尚可有同侧舌前 2/3 味觉减退或消失。镫骨肌支以上部位受累时,出现同侧听觉过敏。膝状神经节受累时除面瘫、味觉障碍和听觉过敏外,还有同侧唾液、泪腺分泌障碍,耳内及耳后疼痛,外耳道及耳郭部位带状疱疹,称膝状神经节综合征。一般预后良好,通常于起病 1～2 周后开始恢复,2～3个月内痊愈。发病时伴有乳突疼痛、老年、患有糖尿病和动脉硬化者预后差。可遗有面肌痉挛或面肌抽搐。可根据肌电图检查及面神经传导功能测定判断面神经受损的程度和预后。

三、诊断与鉴别诊断

根据急性起病的周围性面瘫即可诊断。但需与以下疾病鉴别。

(1)吉兰-巴雷综合征:可有周围面瘫,多为双侧性,并伴有对称性肢体瘫痪和脑脊液蛋白-细胞分离。

(2)中耳炎迷路炎乳突炎等并发的耳源性面神经麻痹,以及腮腺炎肿瘤下颌化脓性淋巴结炎等所致者多有原发病的特殊症状及病史。

(3)颅后窝肿瘤或脑膜炎引起的周围性面瘫:起病较慢,且有原发病及其他脑神经受损表现。

四、治疗

(一)急性期治疗

以改善局部血液循环,消除面神经的炎症和水肿为主。如系带状疱疹所致的 Hunt 综合征,可口服阿昔洛韦 5 mg/(kg・d),每天 3 次,连服 7～10 天。①类固醇皮质激素:泼尼松(20～30 mg)每天 1 次,口服,连续 7～10 天。②改善微循环,减轻水肿:706 代血浆(羟乙基淀粉)或右旋糖酐-40 250～500 mL,静脉滴注每天 1 次,连续 7～10 天,亦可加用脱水利尿药。③神经营养代谢药物的应用：维生素 B_1 50～100 mg，维生素 B_{12} 500 μg，胞磷胆碱 250 mg，辅酶 Q_{10} 5～10 mg等，肌内注射，每天 1 次。④理疗：茎乳孔附近超短波透热疗法，红外线照射。

（二）恢复期治疗

以促进神经功能恢复为主。①口服维生素 B_1、维生素 B_{12} 各 1 至 2 片，每天 3 次；地巴唑10～20 mg，每天 3 次。亦可用加兰他敏 2.5～5 mg，肌内注射，每天 1 次。②中药，针灸，理疗。③采用眼罩，滴眼药水，涂眼药膏等方法保护暴露的角膜。④病后 2 年仍不恢复者，可考虑行神经移植治疗。

五、护理

（一）一般护理

(1)病后两周内应注意休息，减少外出。

(2)本病一般预后良好，约 80%的患者可在 3～6 周内痊愈，因此应向患者说明病情，使其积极配合治疗，解除心理压力，尤其年轻患者，应保持健康心态。

(3)给予易消化、高热能的半流饮食，保证机体足够营养代谢，增加身体抵抗力。

（二）观察要点

面神经炎是神经科常见病之一，在护理观察中主要注意以下两方面的鉴别。

1.分清面瘫属中枢性还是周围性瘫痪

中枢性面瘫系由对侧皮质延髓束受损引起的，故只产生对侧下部面肌瘫痪，表现为鼻唇沟浅、口角下坠、露齿、鼓腮、吹口哨时出现肌肉瘫痪，而皱额、闭眼仍正常或稍差。哭笑等情感运动时，面肌仍能收缩。周围性面瘫所有表情肌均瘫痪，不论随意或情感活动，肌肉均无收缩。

2.正确判断患病一侧

面肌挛缩时病侧鼻唇沟加深，眼裂缩小，易误认健侧为病侧。如让患者露齿时可见挛缩侧面肌不收缩，而健侧面肌收缩正常。

（三）保护暴露的角膜及防止结膜炎

由于患者不能闭眼，因此必须注意眼的清洁卫生。①外出必须戴眼罩，避免尘沙进入眼内；②每天抗生素眼药水滴眼，入睡前用眼药膏，以防止角膜炎或暴露性角结膜炎；③擦拭眼泪的正确方法是向上，以防止加重外翻。④注意用眼卫生，养成良好习惯，不能用脏手、脏手帕擦泪。

(四)保持口腔清洁防止牙周炎

由于患侧面肌瘫痪,进食时食物残渣常停留于患侧颊齿间,故应注意口腔卫生。①经常漱口,必要时使用消毒漱口液;②正确使用刷牙方法,应采用"短横法或竖转动法"两种方法,以去除菌斑及食物残片;③牙齿的邻面与间隙容易堆积菌斑而发生牙周炎,可用牙线紧贴牙齿颈部,然后在邻面作上下移动,每个牙齿4~6次,直至刮净;④牙龈乳头萎缩和齿间空隙大的情况下可用牙签沿着牙龈的形态线平行插入,不宜垂直插入,以免影响美观和功能。

(五)家庭护理

1.注意面部保暖

夏天避免在窗下睡觉,冬天迎风乘车要戴口罩,在野外作业时注意面部及耳后的保护。耳后及病侧面部给予温热敷。

2.平时加强身体锻炼

增强抗风寒侵袭的能力,积极治疗其他炎性疾病。

3.瘫痪面肌锻炼

因面肌瘫痪后常松弛无力,患者自己可对着镜用手掌贴于瘫痪的面肌上做环形按摩,每天3~4次,每次15分钟,以促进血液循环,并可减轻患者面肌受健侧的过度牵拉。当神经功能开始恢复时,鼓励患者练习病侧的各单个面肌的随意运动,以促进瘫痪肌的早日康复。

参考文献

[1] 金琦.内科临床诊断与治疗要点[M].北京:中国纺织出版社,2021.

[2] 刘春辉.常见内科疾病诊疗[M].北京:中国纺织出版社,2020.

[3] 焉鹏.消化内科疑难病例解析[M].济南:山东科学技术出版社,2022.

[4] 魏红.现代实用内科疾病诊疗[M].北京:科学技术文献出版社,2020.

[5] 徐玉生.现代内科疾病诊疗思维[M].北京:科学技术文献出版社,2020.

[6] 赵粤.现代临床内科疾病诊疗[M].北京:科学技术文献出版社,2020.

[7] 周光耀.实用内科疾病诊疗技术[M].天津:天津科学技术出版社,2020.

[8] 王桥霞.临床内科疾病诊疗[M].北京:科学技术文献出版社,2020.

[9] 付蓉,王邦茂.内科疾病疑难病例精解[M].上海:上海科学技术献出版社,2022.

[10] 徐玮,张磊,孙丽君,等.现代内科疾病诊疗精要[M].青岛:中国海洋大学出版社,2021.

[11] 曾湘良.神经内科疾病诊疗指南[M].天津:天津科学技术出版社,2020.

[12] 王佳宏.内科疾病诊疗与临床检验[M].天津:天津科学技术出版社,2020.

[13] 胡春荣.神经内科常见疾病诊疗要点[M].北京:中国纺织出版社,2022.

[14] 刘兵.临床内科疾病诊断与治疗[M].北京:科学技术文献出版社,2020.

[15] 黄峰.实用内科诊断治疗学[M].济南:山东大学出版社,2021.

[16] 王军燕.新编临床内科疾病诊疗学[M].天津:天津科学技术出版社,2020.

[17] 何靖.现代内科疾病诊疗思维与新进展[M].北京:科学技术文献出版社,2020.

[18] 马路.实用内科疾病诊疗[M].济南:山东大学出版社,2022.

[19] 詹庆元.内科重症监护病房工作手册[M].北京:人民卫生出版社,2022.

[20] 陈云.现代临床内科疾病诊疗学[M].长沙:湖南科学技术出版社,2020.
[21] 李海霞.临床内科疾病诊治与康复[M].长春:吉林科学技术出版社,2020.
[22] 王为光.现代内科疾病临床诊疗[M].北京:中国纺织出版社,2021.
[23] 黄忠.现代内科诊疗新进展[M].济南:山东大学出版社,2022.
[24] 王晓彦.内科常见病诊治指南[M].济南:山东大学出版社,2022.
[25] 樊文星.肾内科疾病综合诊疗精要[M].北京:科学技术文献出版社,2020.
[26] 王凯.神经内科常见疾病诊疗实践[M].天津:天津科学技术出版社,2020.
[27] 张奉春,贾青,李雪梅.北京协和医院内科百年记忆[M].北京:中国协和医科大学出版社,2022.
[28] 马春丽.临床内科诊疗学[M].长春:吉林大学出版社,2020.
[29] 张春梅.新编内科临床诊疗[M].哈尔滨:黑龙江科学技术出版社,2020.
[30] 冯念苹.常见内科疾病治疗与用药指导[M].北京:中国纺织出版社,2022.
[31] 郑信景.实用心内科诊疗学[M].哈尔滨:黑龙江科学技术出版社,2020.
[32] 邱海军.实用内科临床诊疗学[M].长春:吉林科学技术出版社,2020.
[33] 于春华.神经内科常见病诊疗[M].上海:上海交通大学出版社,2020.
[34] 张雪芳.神经内科临床诊疗方法[M].北京:科学技术文献出版社,2020.
[35] 李巧春.心血管疾病诊疗研究[M].乌鲁木齐:新疆人民卫生出版社,2020.
[36] 孔凡浩,闫慧,李颖,等.肠黏膜屏障功能与消化系统疾病关系的研究进展[J].中国医药科学,2023,13(3):59-62.
[37] 王静.全科护理模式在哮喘患者中的应用[J].吉林医药学院学报,2022,43(1):39-40.
[38] 李馨宇,姚春艳,肖清.预见性护理程序的临床应用现状[J].全科护理,2022,20(25)3476-3479.
[39] 刘铭静,龚艳晖,程全伟,等.C3 肾小球肾炎误诊为急性肾小球肾炎 1 例并文献复习[J].广州医科大学学报,2022,50(2):116-122.
[40] 高晔秋,刘娟.信息化技术在基础护理技术实训教学中的应用[J].医药高职教育与现代护理,2023,6(1)22-25.